新编21世纪高等职业教育精品教材
婴幼儿托育服务与管理系列
校企“双元”合作新形态教材
微课版



# 婴幼儿营养与膳食管理

主　编／张婷婷　刘　芳　刘　欣
副主编／李万芳　刘文娟　孙纪玲
参　编／王　静　张旭丽　付路路
胡烨湜　姜　宁　唐立宁

中国人民大学出版社
·北京·

图书在版编目（CIP）数据

婴幼儿营养与膳食管理 / 张婷婷，刘芳，刘欣主编. -- 北京 ：中国人民大学出版社，2022.1

新编 21 世纪高等职业教育精品教材. 婴幼儿托育服务与管理系列

ISBN 978-7-300-30200-3

Ⅰ. ①婴… Ⅱ. ①张… ②刘… ③刘… Ⅲ. ①婴幼儿－营养卫生－高等职业教育－教材 ②婴幼儿－食谱－高等职业教育－教材 Ⅳ. ① R153.2 ② TS972.162

中国版本图书馆 CIP 数据核字（2022）第 000211 号

校企“双元”合作新形态教材

新编 21 世纪高等职业教育精品教材 · 婴幼儿托育服务与管理系列

**婴幼儿营养与膳食管理**

主 编 张婷婷 刘 芳 刘 欣

副主编 李万芳 刘文娟 孙纪玲

参 编 王 静 张旭丽 付路路

胡烨湜 姜 宁 唐立宁

Yingyou'er Yingyang yu Shanshi Guanli

| | | | |
|---|---|---|---|
| 出版发行 | 中国人民大学出版社 | | |
| 社 址 | 北京中关村大街 31 号 | 邮政编码 | 100080 |
| 电 话 | 010－62511242（总编室） | | 010－62511770（质管部） |
| | 010－82501766（邮购部） | | 010－62514148（门市部） |
| | 010－62515195（发行公司） | | 010－62515275（盗版举报） |
| 网 址 | http://www.crup.com.cn | | |
| 经 销 | 新华书店 | | |
| 印 刷 | 涿州市星河印刷有限公司 | | |
| 开 本 | 787 mm × 1092 mm 1/16 | 版 次 | 2022 年 1 月第 1 版 |
| 印 张 | 11.25 | 印 次 | 2024 年 6 月第 7 次印刷 |
| 字 数 | 207 000 | 定 价 | 36.00 元 |

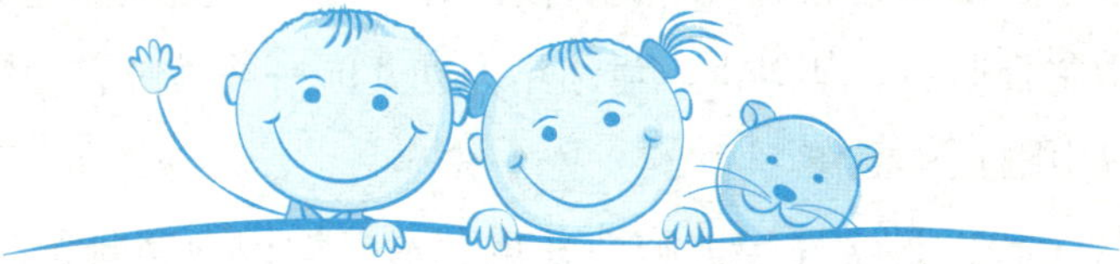

# 前　言

营养是人类维持生命、生长发育和健康的重要物质基础。党中央、国务院高度重视国民营养工作。2016 年 10 月，中共中央、国务院印发并实施《“健康中国 2030”规划纲要》。2017 年 6 月，《“健康中国 2030”规划纲要》的第一个配套文件——《国民营养计划（2017—2030 年）》出台。该文件指出：“坚持以人民健康为中心，以普及营养健康知识、优化营养健康服务、完善营养健康制度、建设营养健康环境、发展营养健康产业为重点，立足现状，着眼长远，关注国民生命全周期、健康全过程的营养健康，将营养融入所有健康政策，不断满足人民群众营养健康需求，提高全民健康水平，为建设健康中国奠定坚实基础。”党的二十大报告指出，要推进健康中国建设。把保障人民健康放在优先发展的战略位置，完善人民健康促进政策。

婴幼儿的营养与健康是全民健康的基础，应从源头上提升国民健康水平。“婴幼儿营养与膳食管理”作为婴幼儿托育服务与管理专业的核心课程，旨在使学生较为系统地掌握婴幼儿营养与膳食管理的基础知识和基本方法，具备婴幼儿营养与膳食指导的能力。

本书遵循《托儿所幼儿园卫生保健工作规范》《托育机构保育指导大纲（试行）》《托育机构负责人培训大纲（试行）》《托育机构保育人员培训大纲（试行）》等政策文件要求，按照“理实一体化”“做中学、做中教”等职业教育教学理念编写而成。本书共分为六个项目：婴幼儿的能量及营养素需求、婴幼儿的营养状况评估、0 ～ 6 月龄婴儿的喂养、7 ～ 24 月龄婴幼儿的喂养、学龄前儿童的膳食、托幼机构的食育。

本书的编写特色如下：

（1）注重实用性，校企“双元”合作开发。一方面，本书以托幼机构营养与膳食管理的典型工作任务为载体、以工作过程为导向，按照工作程序步骤、操作规范等组织教材内容，使学生的学习过程与完成岗位任务一致。另一方面，组建了校企“双元”教材编写团队。教材编写团队中，张婷婷、刘芳、刘欣、李万芳、刘文娟、孙纪玲在高职高专院校工作，唐立宁在山东省教育科学研究院工作，王静、张旭丽在省级示范幼儿园分别担任园长和保教主任职务，胡烨湜、付路路为幼儿园一线教师，姜宁在山东大学附属山东省妇幼保健院中医儿科工作。

（2）紧跟时代步伐，科学性与前瞻性并重。本书知识内容紧跟时代步伐，所有内容都具有权威的来源，如世界卫生组织官网、联合国儿童基金会官网、中国营养学会官网、中国疾病预防控制中心官网、《中国居民膳食指南（2016）》、《中国营养科学全书》、《托儿所幼儿园卫生保健工作规范》、《托育机构保育指导大纲（试行）》等。同时，本书在编写过程中注重与国际接轨，突出婴幼儿营养与膳食管理的前瞻性理念。

（3）突出自主学习，数字化资源丰富。本书站在学生的角度，从"学习目标"到"学习重难点""学习方法"，从"典型工作任务"到"知识链接"，从"实践实训"到"学习效果评价"，都突出学生的自主学习。同时，本书还提供了丰富的数字化资源，以帮助学生更好地自学。

本书由济南职业学院张婷婷主持开发并确立教材体例和项目内容；济南职业学院张婷婷、刘芳和刘欣担任主编，济南幼儿师范高等专科学校李万芳、刘文娟和青岛黄海学院孙纪玲担任副主编；济南职业学院张婷婷负责教材的统稿工作。本书各项目编写分工如下：项目一由济南职业学院张婷婷副教授和青岛黄海学院孙纪玲讲师共同编写；项目二和项目三由济南职业学院刘芳副教授编写；项目四由济南幼儿师范高等专科学校李万芳博士和山东省妇幼保健院中医儿科姜宁主任医师共同编写；项目五由济南幼儿师范高等专科学校刘文娟、潍坊市奎文区直机关幼儿园园长王静和保育主任张旭丽共同编写；项目六由济南职业学院张婷婷副教授和济南职业学院学前教育学院刘欣副院长共同编写。此外，星瀚城幼儿园付路路老师、济南市历下区锦屏家园幼儿园胡烨湜老师和山东省教育科学研究院唐立宁博士参与了部分项目实践案例的撰写。

本书可作为高职院校婴幼儿托育服务与管理专业、早期教育专业和学前教育专业的教材，也可作为托幼机构从业人员的参考用书，同时适合 0 ～ 6 岁婴幼儿的家长学习。

本书在编写过程中引用了诸多国内外相关专著、教材和论文，在此谨向相关作者表示感谢！同时，还要向大爱幼教集团、山东泰山教育创新研究院、幸福路 App 和为本书提供相关资源的托幼机构及婴幼儿家长表示感谢！本书在编写过程中得到了中国人民大学出版社的大力支持，在此一并表示感谢！

**编　者**

# 目　录

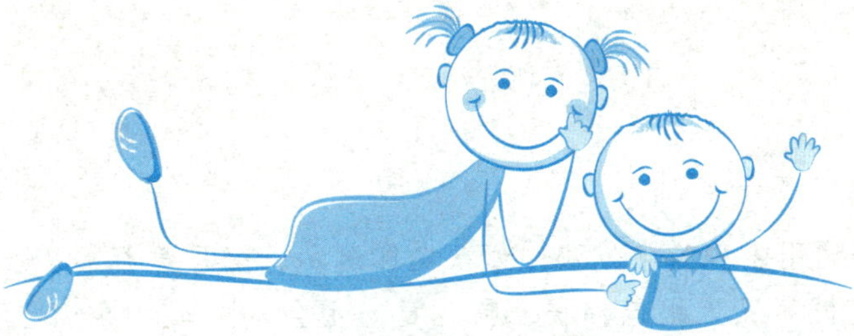

# 项目一　婴幼儿的能量及营养素需求

## 学习目标

1. 理解婴幼儿的能量消耗和能量需求。
2. 掌握婴幼儿需要的各类营养素的生理功能、缺乏或摄入过量的临床表现、膳食参考摄入量、主要食物来源等。
3. 运用所学知识分析或指导现实中与本项目内容相关的问题。

## 学习重难点

1. 婴幼儿营养素的需求。
2. 各类营养素的生理功能。
3. 识别婴幼儿营养素缺乏或过量的症状。

## 学习方法

1. 在理解的基础上进行相关知识的深入学习和思考。
2. 充分利用网络收集案例和素材，并运用所学知识进行分析。
3. 亲自实践，通过制作营养标签手抄报等形式巩固所学知识。

**教学建议**

1. 教师综合运用多种教学方法，如多媒体演示、编写营养素儿歌、案例分析等。
2. 教师通过世界卫生组织、联合国儿童基金会、中国营养学会和中国疾病预防控制中心等权威机构的网站扩充项目学习内容。
3. 教师运用各类平台开展混合式教学，采用“线上＋线下”的教学方式。

### 典型工作任务

在托幼机构中，教师需要通过各种形式向婴幼儿介绍营养知识，如营养素知识等。同时，教师需要初步识别婴幼儿营养素缺乏或过量的症状，以便和家长配合，有针对性地开展婴幼儿健康管理工作。

例如，某幼儿平时饭量很大，不挑食，胃口特别好，而且特别喜欢吃肉食、甜食等热量高的食物；平时不喜欢运动，也不爱劳动，在家里最感兴趣的活动就是看书、看电视等比较安静的活动。按照《托儿所幼儿园卫生保健工作规范》的要求，1～3岁儿童每年应进行健康检查2次，每次间隔6个月；3岁以上儿童每年健康检查1次。在健康检查中，该幼儿被评估为“肥胖”。

思考：作为幼儿教师，应如何对婴幼儿进行营养素方面的知识传播呢？应如何为婴幼儿家长提供婴幼儿合理饮食的指导呢？

## 任务一　婴幼儿的能量需要量

### 一、婴幼儿的能量消耗

一切生命体都需要能量来维持自身的生命活动。人体的能量主要来源于食物中的产能营养素，包括糖类（主要为碳水化合物）、脂肪和蛋白质。这些物质通过被氧化而释放能量。

婴幼儿对能量的需求主要以其能量消耗为依据。婴幼儿的能量消耗主要包括以下四个方面。

### (一) 基础代谢

在婴幼儿时期，基础代谢所需要的能量占总能量的60%左右。基础代谢是在10～12小时空腹和良好的睡眠、清醒仰卧、恒温条件下（一般为22℃～26℃），无任何身体活动和紧张的思维活动、全身肌肉放松时所进行的能量消耗，是人体能量消耗的主要部分。

### (二) 身体活动

身体活动在人体总能量消耗中所占比例仅次于基础代谢。人体能量需要量的不同主要是由于身体活动水平的不同所致。一个好动的婴幼儿要比一个喜欢安静的婴幼儿消耗的能量多；一个经常自己走动的婴幼儿要比一个经常被抱着的婴幼儿消耗的能量多。

### (三) 食物热效应

食物热效应也称食物特殊动力作用，是人体在摄食过程中引起的额外能量消耗，是人体在摄食后对营养素消化、吸收、合成、代谢等的一系列转化过程中所消耗的能量。

### (四) 生长发育

生长发育的能量消耗是婴幼儿特有的，主要包括两个方面：一是合成新组织所需要的能量；二是储存在新组织中的能量。在婴儿出生后的前3个月，这部分能量约占其总能量需要量的35%；12个月时，这一数值迅速降到5%；出生后的第二年，这一数值约为3%。

## 二、婴幼儿的能量需要量

能量需要量（energy requirement，EER）是指长期保持良好的健康状态，维持良好的体型、机体构成以及理想活动水平的个体或群体，达到能量平衡时所需要的膳食能量摄入量。婴幼儿的能量需要量包括两部分：每日总能量消耗量和组织生长的能量储存量。根据《中国居民膳食营养素参考摄入量（2013版）》，0～6岁婴幼儿膳食能量需要量如表1－1所示。

表1－1　0～6岁婴幼儿膳食能量需要量　　单位：kcal/d

| 人群 | 男性 | 女性 |
|---|---|---|
| 0～0.5岁 | 90kcal/kg・d | |
| 0.5～1岁 | 80kcal/kg・d | |
| 1～2岁 | 900 | 800 |

续表

| 人群 | 男性 | 女性 |
|---|---|---|
| 2～3岁 | 1 100 | 1 000 |
| 3～4岁 | 1 250 | 1 200 |
| 4～5岁 | 1 300 | 1 250 |
| 5～6岁 | 1 400 | 1 300 |
| 6岁以上 | 1 600 | 1 450 |

资料来源：中国营养学会. 中国居民膳食营养素参考摄入量：2013版[M]. 北京：科学出版社，2014：94.

### 知识链接

营养名词术语

## 实践实训

请用自己的语言为婴幼儿家长讲述婴幼儿的能量需求知识，并在班级中进行分享。

## 学习效果评价

| 评价内容 | 自我评价（达到打√，未达到画○） | 小组评价（达到打√，未达到画○） | 教师评价（达到打√，未达到画○） |
|---|---|---|---|
| 能够说出婴幼儿能量消耗的四个方面 | | | |

续表

| 评价内容 | 自我评价（达到打√，未达到画○） | 小组评价（达到打√，未达到画○） | 教师评价（达到打√，未达到画○） |
|---|---|---|---|
| 能够说出婴幼儿膳食能量需要量的变化趋势 | | | |
| 能够用自己的语言向婴幼儿家长讲解婴幼儿能量需求知识 | | | |

# 任务二　婴幼儿的营养素需求

营养素是食物中具有特定生理作用，能维持机体生长、发育、活动、生殖以及正常代谢所需的物质，包括蛋白质、脂肪、碳水化合物、矿物质、维生素、水和膳食纤维等。其中，脂肪、蛋白质和碳水化合物是能量的主要来源，称为产能营养素，其他营养素为非产能营养素。各种营养素以不同的形式存在于各类食物中，共同维持着人类的健康。

## 一、蛋白质

蛋白质是一切生命的物质基础，几乎没有一项生命活动能离开蛋白质。蛋白质的基本单位是氨基酸。人体不能合成氨基酸或合成速度不能满足机体需要，必须由食物提供的氨基酸称为必需氨基酸。婴幼儿的必需氨基酸为异亮氨酸、亮氨酸、赖氨酸、蛋氨酸、苯丙氨酸、苏氨酸、色氨酸、缬氨酸和组氨酸。

按照蛋白质的营养价值，蛋白质可分为完全蛋白质（如乳类中的酪蛋白）、半完全蛋白质（如小麦中的麦胶蛋白）和不完全蛋白质（如玉米中的玉米胶蛋白）。

### （一）生理功能

#### 1. 构成人体细胞、组织和器官结构的重要成分

蛋白质是构成人体细胞、组织、器官结构的主要物质，人体内蛋白质的含量约占体重的 16%。婴幼儿体格和组织、器官的生长发育，以及机体各种损伤修补和消耗性疾病的恢复等，都需要合成大量的蛋白质。

#### 2. 构成体内多种具有重要生理功能的物质

蛋白质是酶、抗体和某些激素的主要成分，具有催化、运载、调节、收缩和免疫等生物学功能。

#### 3. 维持机体内环境稳定及多种生命活动

蛋白质可参与调节和维持体内的酸碱平衡以及胶体渗透压、水分在体内的正常分布，维持内环境的稳定以进行各种代谢活动；免疫球蛋白作为抗体可抵御外来微生物及其他有害物质的入侵；核蛋白参与遗传信息的传递和表达等。

#### 4. 供给能量

蛋白质是产能营养素之一，每克食物蛋白质在体内代谢约产生 4kcal 能量。但是只在体内碳水化合物、脂肪代谢不足以供给能量所需时，蛋白质才会分解。

#### 5. 提供特殊氨基酸

蛋白质中的蛋氨酸是体内最重要的甲基供体。同时，甲基化在蛋白质和核酸的修饰加工方面也极为重要。如牛磺酸是一种氨基磺酸，在婴儿出生前后中枢神经系统和视觉系统的发育中起着关键性的作用。

### （二）缺乏与摄入过量的临床表现

#### 1. 缺乏症状

蛋白质的缺乏往往会伴随能量的缺乏，导致蛋白质－能量营养不良。婴幼儿处于生长发育阶段，对蛋白质－能量的不足更为敏感，更容易出现蛋白质－能量营养不良情况。蛋白质缺乏的临床表现为疲倦、体重减轻、贫血、免疫和应激能力下降、血浆蛋白质含量下降，尤其是白蛋白降低，并出现营养性水肿。当人体蛋白质丢失大于 20% 时，生命活动就会被迫停止。

#### 2. 摄入过量的临床表现

**案 例** 两岁半的孩子一天吃六七餐

萌萌今年两岁半，与同龄孩子相比又高又胖。医生检查发现，她的骨龄已经 6 岁了。萌萌的父母平时忙于工作，把她交给爷爷奶奶照顾。爷爷奶奶很少带她出去玩，她大部分时间都是在家里看电视。爸爸妈妈给她买很多好吃的，牛奶、鸡蛋、肉、虾等富含蛋白的食物成了萌萌每天的主食，蔬菜瓜果吃得少，五谷杂粮吃得就更少了。不仅如此，萌萌每天都要吃好几餐，多的时候一天要吃六七餐。

不过，这并没有引起她爸妈的注意。渐渐地，萌萌不喜欢说话，不爱动，不是坐着就是躺着。萌萌的父母这才着急了，带她到市妇幼保健院检查。医生说，萌萌营养过剩，摄入的蛋白质过多导致骨骼快速生长。目前，萌萌的骨骼发育已经相当于 6 岁孩子的水平了。

资料来源：起跑线小编．儿童蛋白质摄入过多也有害，易营养过剩［EB/OL］.（2016-12-16）［2021-07-23］. http://www.qpx.com/yuer/xuelingqian/yinshi/200382.html.

婴幼儿过多地食用富含蛋白质的食物会加速骨骼生长，如果摄入蛋白质超过人体生长所需，就会像萌萌这样出现“异状”。同时，蛋白质摄入过量很容易加重婴幼儿肾脏的运作负担。这主要是因为蛋白质的代谢产物氨必须依赖于肝脏转化并依靠肾脏排泄。婴幼儿排泄氨的功能要等到两岁时才能达到成人水平。因此，一旦超量的蛋白质进入婴幼儿体内，其身体的排氨功能便会难以应对，使得婴幼儿原本就未发育完全的肾脏超负荷运作，最终可能会压垮脆弱的肾脏。

### （三）膳食蛋白质参考摄入量

膳食营养素参考摄入量（dietary reference intakes，DRIs）是为了保证人体合理摄入营养素，避免缺乏或过量，在推荐膳食营养素供给量（recommended dietary allowance，RDA）的基础上发展起来的每日平均膳食营养素摄入量的一组参考值。膳食营养素参考摄入量主要包括平均需要量、推荐摄入量、适宜摄入量、可耐受最高摄入量 4 个指标。

平均需要量（estimated average requirement，EAR）指某一特定性别、年龄及生理状况群体中个体对营养素需要量的平均值。推荐摄入量（recommended nutrient intake，RNI）指可以满足某一特定性别、年龄及生理状况群体中绝大多数个体（97% ～ 98%）需要量的某种营养素摄入水平。适宜摄入量（adequate intake，AI）指通过观察或实验获得的健康群体中的个体对某种营养素的摄入量。当某种营养素的个体需要量研究资料不足而不能计算出平均需要量，从而无法推算推荐摄入量时，可通过设定适宜摄入量来代替推荐摄入量。可耐受最高摄入量（tolerable upper intake level，UL）指平均每日摄入营养素的最高限量。

#### 1. 0 ～ 6 月龄

根据中国营养学会发布的《6 月龄内婴儿母乳喂养指南》，0 ～ 6 月龄婴儿应纯母乳喂养。对于母乳喂养的婴儿来说，蛋白质的适宜摄入量为 1.5g/kg · d。对于非母乳喂养的婴儿，适宜摄入量应增加。

#### 2. 7 ～ 12 月龄

根据中国营养学会发布的《7 ～ 24 月龄婴幼儿喂养指南》，7 ～ 12 月龄的婴儿应继续母乳喂养，满 6 月龄添加辅食。因此，7 ～ 12 月龄婴儿蛋白质的适宜摄入量应根据母乳蛋白质摄入量加辅食蛋白质摄入量来制定。中国营养学会对 7 ～ 12 月龄婴儿蛋白质的推荐摄入量为 20g/d，平均需要量为 15g/d。

#### 3. 1 ～ 6 岁

根据《中国居民膳食营养素参考摄入量（2013 版）》，1 ～ 6 岁幼儿膳食蛋白质参考摄入量如表 1－2 所示。

表 1－2　1～6 岁婴幼儿膳食蛋白质参考摄入量　　单位：g/d

| 人群 | 平均需要量 | 推荐摄入量 |
|---|---|---|
| 1～2 岁 | 20 | 25 |
| 2～3 岁 | 20 | 25 |
| 3～4 岁 | 25 | 30 |
| 4～5 岁 | 25 | 30 |
| 5～6 岁 | 25 | 30 |

资料来源：中国营养学会．中国居民膳食营养素参考摄入量：2013 版［M］．北京：科学出版社，2014：112.

### （四）蛋白质的主要食物来源

富含蛋白质的食物可分为植物性的和动物性的两大类。植物性蛋白质的食物来源为谷类和豆类（特别是大豆）、蛋类和乳类（牛奶）。动物性蛋白质的食物来源为肉类（禽、畜和鱼等）、蛋类和乳类（牛奶）。一般来说，动物性蛋白质的营养价值优于植物性蛋白质，且容易被机体吸收利用。

在日常膳食中，两种或两种以上食物混合食用，可充分发挥氨基酸的互补作用，提高其营养价值。

**小活动**

请分组将所学习的蛋白质有关知识编写成儿歌，并进行展示。

## 二、脂肪

脂肪是人体能量的主要来源，也是人体最重要的组成成分和能量的储存形式。

脂肪酸是组成脂肪的重要成分，可分为饱和脂肪酸和不饱和脂肪酸，后者包括单不饱和脂肪酸和多不饱和脂肪酸。

**知识链接**

### 反式脂肪酸

在油脂的化学结构中，脂肪酸的氢原子分布在不饱和键的同侧，称为顺式脂肪酸；

反之，氢原子分布在不饱和键的两侧，称为反式脂肪酸（trans fatty acid，TFA）。常用植物油的脂肪酸属于顺式脂肪酸。部分氢化的植物油可产生反式脂肪酸，如氢化油脂、人造黄油、起酥油等。

研究表明，当反式脂肪酸摄入量多时可升高低密度脂蛋白，降低高密度脂蛋白，增加患动脉硬化和冠心病的危险。同时，反式脂肪酸会干扰必需脂肪酸代谢，影响婴幼儿的生长发育及神经系统健康。《中国居民膳食营养素参考摄入量（2013 版）》提出“我国 2 岁以下儿童和成人膳食中来源于食品工业加工产生的反式脂肪酸的最高限量为膳食总能量的 1%”（大致相当于 2g）。

资料来源：中国营养学会. 中国居民膳食指南：2016［M］. 北京：人民卫生出版社，2016：134.

### （一）生理功能

#### 1. 为机体储存和提供能量

脂肪是人体重要的能量来源，合理膳食能量中的 20% ～ 30% 由脂肪供给。脂肪是食物中能量系数最高的营养素，每克脂肪在体内氧化可产生 9kcal 能量。当人体摄入能量过多而不能及时被利用时，就转变为脂肪并储存于体内。机体需要时，可把脂肪组织所储存的脂肪动员出来，用于能量供应。

#### 2. 促进脂溶性维生素的吸收

脂肪是脂溶性维生素的良好载体，食物中脂溶性维生素常与脂肪并存，如动物肝脏脂肪含丰富的维生素 A。脂肪可刺激胆汁分泌，协助脂溶性维生素吸收。

#### 3. 维持体温、保护脏器

脂肪是热的不良导体，可阻止体热散发，维持体温恒定。此外，脂肪也能防止和缓冲因震动而造成的对脏器、组织和关节的损害，发挥对器官的保护作用。

### （二）缺乏与摄入过量的临床表现

#### 1. 缺乏症状

人体脂肪若长期供给不足会影响大脑的发育，发生营养不良、生长迟缓和各种脂溶性维生素缺乏症。脂肪长期摄入不足会引起必需脂肪酸缺乏，尤其是新生儿。必需脂肪酸缺乏症的临床表现为：皮肤干燥、脱屑、肥厚、鳞皮，毛发稀疏，发生红色斑疹或丘疹；生长发育速度降低；胃肠道、肝及肾功能异常；血小板功能失常、易感染和血脂及体脂组成异常等。

#### 2. 摄入过量表现

如果婴幼儿摄入或储存脂肪过多，易导致消化不良、身体肥胖。调查发现，婴幼儿期是超重肥胖的高发阶段，且男性儿童超重肥胖率高于女性儿童，城市儿童超重肥胖率高于农村儿童，社会经济地位高的儿童超重肥胖率高于社会经济地位低的儿童。

### （三）膳食脂肪参考摄入量

婴幼儿的膳食脂肪参考摄入量通常以摄入脂肪所含能量占总能量的百分比来计算。根据《中国居民膳食营养素参考摄入量（2013 版）》，婴幼儿膳食脂肪参考摄入量如表 1－3 所示。

表 1－3　婴幼儿膳食脂肪参考摄入量　　单位：%E

| 人群 | 总脂肪 |
|---|---|
| 0～0.5 岁 | 48（AI） |
| 0.5～1 岁 | 40（AI） |
| 1～4 岁 | 35（AI） |
| 4～6 岁 | 20～30 |

注：%E 为占总能量的百分比。

资料来源：中国营养学会．中国居民膳食营养素参考摄入量：2013 版［M］．北京：科学出版社，2014：136.

### （四）主要食物来源

膳食脂肪的主要食物来源包括动物性脂肪（如牛油、猪油等）、坚果及植物的种子等。以油脂为例，动物油中含饱和脂肪酸多，含必需脂肪酸比一般的植物油要低。植物油中含胆固醇较少，消化吸收率较高，含不饱和脂肪酸、必需脂肪酸较多，所以膳食中应多选用植物油。

**小活动**

全班分组，以“脂肪的自述”为主题，分享所学的有关脂肪的知识。

## 三、碳水化合物

碳水化合物也称糖类，是自然界最丰富的能量物质，主要分为三类：糖、寡糖和多糖，如表 1－4 所示。

表 1－4　碳水化合物的分类

| 分类 | 亚组 | 组成 |
| --- | --- | --- |
| 糖 | 单糖 | 葡萄糖、半乳糖、果糖 |
| | 双糖 | 蔗糖、乳糖、麦芽糖、海藻糖 |
| | 糖醇 | 山梨醇、甘露醇 |
| 寡糖 | 异麦芽低聚寡糖 | 麦芽糊精 |
| | 其他寡糖 | 棉籽糖、水苏糖、低聚寡糖 |
| 多糖 | 淀粉 | 直链淀粉、支链淀粉、变性淀粉 |
| | 非淀粉多糖 | 纤维素、半纤维素、果胶、亲水胶质物 |

## （一）生理功能

### 1. 储存和提供能量

碳水化合物是人类最经济和最主要的能量来源。每克葡萄糖在体内氧化可产生4kcal 能量。在维持人体健康所需要的能量中，55% ～ 65% 由碳水化合物提供。

### 2. 构成组织及重要生命物质

机体的每个细胞都有碳水化合物，其含量为 2% ～ 10%，主要以糖脂、糖蛋白和蛋白多糖的形式存在。一些具有重要生物活性的物质，如抗体、酶和激素的组成成分，也需要碳水化合物参与。

### 3. 节约蛋白质

当体内碳水化合物充足时，蛋白质可执行其特有的生理功能而避免被作为能量消耗。当碳水化合物缺乏时，就要动用体内的蛋白质，久而久之就会对人体造成损害。

### 4. 具有抗生酮作用

若食物中碳水化合物不足，机体就会用储存的脂肪来提供能量。动用脂肪过多，其分解代谢的中间产物不能被完全氧化，即产生酮体。酮体是一种酸性物质，如在体内积存太多，会引起酮血症，膳食中的碳水化合物可避免这种情况发生，即具有抗生酮作用。

### 5. 解毒作用

肝脏内的糖原水平在机体对毒物的抵抗力和对某些化学物质的解毒作用方面具有重要的意义。若人体内肝糖丰富，则对疾病的抵抗力较强，对四氯化碳、乙醇、砷等有毒物质也有较强的解毒作用。

### （二）缺乏与摄入过量的临床表现

碳水化合物缺乏时，体内大量的脂肪酸在提供能量的同时也会产生酮体，可导致酮症酸中毒。

碳水化合物过量时，可提高血脂含量，增加心血管疾病发生的危险。长期的高碳水化合物的摄入会对糖尿病的发生和发展产生不利影响。

知识链接

#### 食物血糖生成指数

食物血糖生成指数（glycemic index，GI）是某种食物升高血糖效应与标准食品（通常为葡萄糖）升高血糖效应之比。GI 越高，说明这种食物升高血糖的效应越强。食物的 GI 在 55 以下时为低 GI 食物；55 ～ 75 为中等 GI 食物，75 以上则为高 GI 食物。

常见食物的血糖生成指数

| 食物名称 | GI | 食物名称 | GI | 食物名称 | GI |
|---|---|---|---|---|---|
| 藕粉 | 32.6 | 大麦粉 | 66 | 甘薯（熟） | 76.7 |
| 红薯粉 | 34.5 | 马铃薯（熟） | 66.4 | 玉米片 | 78.5 |
| 乳糖 | 46 | 玉米粉 | 68 | 烙饼 | 79.6 |
| 闲趣饼干 | 47.1 | 小米 | 71 | 面条 | 81.6 |
| 荞麦 | 54 | 胡萝卜 | 71 | 大米 | 83.2 |
| 甘薯（生） | 54 | 西瓜 | 72 | 面包 | 87.9 |
| 荞麦面条 | 59.3 | 油条 | 74.9 | 馒头 | 88.1 |
| 蔗糖 | 65 | 南瓜 | 75 | 葡萄糖 | 100 |

资料来源：杨月欣，崔红梅，王岩，等．常见谷类和薯类的血糖生成指数［J］．营养学报，2003（2）：185-189．

### （三）膳食碳水化合物参考摄入量

《中国居民膳食营养素参考摄入量（2013 版）》推荐的婴幼儿膳食碳水化合物平均需要量和可接受范围如表 1－5 所示。

表 1－5　婴幼儿膳食碳水化合物平均需要量和可接受范围

| 人群 | EAR（g/d） | AMDR（%E） |
|---|---|---|
| 0～0.5 岁 | — | 60g（AI） |
| 0.5～1 岁 | — | 85g（AI） |
| 1～4 岁 | 120 | 50～65 |
| 4～6 岁 | 120 | 50～65 |

资料来源：中国营养学会．中国居民膳食营养素参考摄入量：2013 版［M］．北京：科学出版社，2014：158.

**小活动**

结合所学知识，讨论婴幼儿为什么不能长期饮用含糖饮料。

### （四）主要食物来源

膳食碳水化合物主要来自谷类、薯类，还来源于水果蔬菜类食物和纯碳水化合物（包括淀粉和糖）等。单糖和双糖的主要食物来源是蔗糖、糖果、甜食、糕点、甜味水果、含糖饮料和蜂蜜等。

乳糖是哺乳动物乳腺分泌的一种特有的碳水化合物，一般仅存在于乳制品中。

## 四、矿物质

矿物质包括常量元素和微量元素。常量元素指人体内含量大于体重 0.01% 的矿物质，如钙、磷、钾、钠、镁、氯、硫等；微量元素指人体内含量小于体重 0.01% 的矿物质，如铁、碘、铜、锌等。其中，钙、铁、碘、锌是婴幼儿容易缺乏的矿物质。

### （一）钙

钙是人体含量最多的矿物元素。足月新生儿体内含钙 24～30g，成年时约 1 200g。

#### 1. 生理功能

（1）构成骨骼和牙齿的主要成分。

人体内约 99.3% 的钙储存于骨骼和牙齿中。钙更新的速度随年龄的增长而趋缓，每年更新速度 1 岁以内为 100%，幼儿期为 50%～100%。

（2）参与维持多种生理功能。

机体中的钙是维持多种正常生理功能所必需的，如离子钙与钾离子、钠离子和镁离子的平衡共同调节神经肌肉的兴奋性。当血钙浓度低于正常范围时，可引起肌肉抽搐；血钙浓度过高时，可损害肌肉收缩功能，抑制正常心率与呼吸。

### 2. 缺乏与摄入过量的临床表现

处于快速生长发育期的婴幼儿需要较多的钙，若长期缺钙会导致骨骼钙化不良、生长迟缓、新骨结构异常，严重者会出现骨骼变形和佝偻病。

钙摄入过量的主要不良后果包括高血钙症、高尿钙症、血管及软组织钙化、肾结石、奶碱综合征，干扰铁、锌等金属离子的吸收和引起便秘等。

### 3. 膳食钙参考摄入量

根据《中国居民膳食营养素参考摄入量（2013 版）》，婴幼儿膳食钙参考摄入量如表 1－6 所示。

**表 1－6　婴幼儿膳食钙参考摄入量**　　单位：mg/d

| 人群 | EAR | RNI | UL |
|---|---|---|---|
| 0～0.5 岁 | — | 200（AI） | 1 000 |
| 0.5～1 岁 | — | 250（AI） | 1 500 |
| 1～4 岁 | 500 | 600 | 1 500 |
| 4～6 岁 | 650 | 800 | 2 000 |

资料来源：中国营养学会．中国居民膳食营养素参考摄入量：2013 版［M］．北京：科学出版社，2014：175．

### 4. 主要食物来源

牛奶及其制品是膳食钙的最好来源，大豆及其制品也是钙的重要来源。深绿色叶菜和菜花也含有较多的钙。苋菜、菠菜和空心菜虽然含钙量较高，但因含有较多的草酸，故吸收率较低。水果除柑橘类含有较多的钙外，其他水果的含钙量都较低。在动物性食物中，贝类含钙量较高，畜肉和禽类含钙量较低。

### 5. 影响钙吸收的因素

膳食中的钙大多以不可溶的复合物形式存在。通过胃酸及酶的作用，钙从复合物中游离出来，只有溶解状态的钙才能被吸收。影响钙吸收的因素主要包括机体和膳食两个方面。

（1）机体因素。

机体生理需要量：钙的机体生理需要量主要受骨骼生长速度的影响，骨骼生长速度越快，钙的吸收率就越高。婴幼儿期钙的吸收率为 40%～60%。

机体维生素 D、钙和磷的营养状况：维生素 D 可促进钙的吸收；当钙、磷之比为

1∶1 时，钙的吸收效果最好。

体力活动：体力活动可提高钙的吸收率并促进其储存。

（2）膳食因素。

膳食纤维中的糖醛酸残基、脂肪酸尤其是饱和脂肪酸可与钙结合，形成不溶性复合物，从而降低钙的吸收。

钙摄入量是膳食中影响钙吸收率和吸收总量最重要的因素。钙摄入量高，吸收量相应也高，但吸收量与摄入量并不成正比。等量的钙，以少量多次的方式摄入可增加钙吸收率和吸收总量。

乳糖、寡糖、适量的蛋白质和一些氨基酸与钙结合成可溶性络合物有利于钙的吸收。

低磷膳食可降低血液磷的水平，刺激维生素 D 活化，进而促进钙的吸收。

膳食中的草酸、植酸可与钙形成沉淀，从而阻碍钙的吸收。

**小活动**

请分组收集网上国内外的婴幼儿钙片品牌，并讨论婴幼儿该如何正确补钙。

### （二）铁

铁是人体含量最多的微量元素。

#### 1. 生理功能

铁的主要生理功能是参与血红蛋白的合成。铁还能催化 β- 胡萝卜素转化为维生素 A，参与嘌呤与胶原的合成、抗体的产生、脂类在血液中的转运等。同时，铁还可以增加中性粒细胞，增强吞噬细胞的吞噬功能和机体的抗感染能力。

#### 2. 缺乏与摄入过量的临床表现

缺铁可引起缺铁性贫血，尤其是婴幼儿更容易发生。处于缺铁性贫血期的婴幼儿，多出现身体发育受阻，体力下降，注意力与记忆力调节过程障碍，学习能力降低，易患感染性疾病等症状。

铁在身体中的长期过量蓄积可导致铁负荷过度继而出现慢性中毒症状，导致脂肪酸、蛋白质和核酸的明显损害，加速细胞老化和死亡。

#### 3. 膳食铁参考摄入量

根据《中国居民膳食营养素参考摄入量（2013 版）》，婴幼儿膳食铁参考摄入量如

表 1－7 所示。

表 1－7　婴幼儿膳食铁参考摄入量　　单位：mg/d

| 人群 | EAR | RNI | UL |
|---|---|---|---|
| 0～0.5 岁 | — | 0.3（AI） | — |
| 0.5～1 岁 | 7 | 10 | — |
| 1～4 岁 | 6 | 9 | 25 |
| 4～6 岁 | 7 | 10 | 30 |

资料来源：中国营养学会．中国居民膳食营养素参考摄入量：2013 版［M］．北京：科学出版社，2014：230.

4. 主要食物来源

铁广泛存在于各种食物中，包括动物性食物和植物性食物。膳食铁分为血红素铁和非血红素铁。血红素铁主要来自肉和禽的血红蛋白和肌红蛋白；非血红素铁主要存在于植物性食物和乳制品中，占膳食铁的绝大部分。

**小活动**

结合所学知识，请分组讨论如何预防婴幼儿铁元素的缺乏。

## （三）碘

人体内的碘主要储存于甲状腺中。

1. 生理功能

碘的生理功能是通过甲状腺激素来完成的。

（1）促进生长发育。

甲状腺激素与生长激素具有协同作用，可调控婴幼儿的生长发育。甲状腺激素可刺激骨化中心的发育成熟，促进骨骼和牙齿生长；能够促进婴幼儿身高、体重的增加，促进骨髓和肌肉的生长。

（2）参与脑发育。

在脑发育的关键时期（从妊娠开始至婴幼儿出生后 2 岁），神经系统的发育必须依赖于甲状腺激素。碘缺乏会导致不同程度的脑发育滞后（如地方性克汀病等），这种脑发育障碍在脑发育关键期结束后即使再补充碘或甲状腺激素也不可逆转。

（3）调节新陈代谢。

甲状腺激素对蛋白质、脂肪、碳水化合物的合成和分解代谢均有促进作用。通过促进物质的分解代谢，影响基础代谢率，维持新陈代谢和保持体温。

2. 缺乏与摄入过量的临床表现

（1）缺乏症状。

世界上很多国家都存在碘缺乏的情况。碘缺乏病（iodine deficiency disorders，IDD）是世界上最严重、最流行的疾病之一，其典型症状为甲状腺肿大，俗称“大脖子病”。

（2）摄入过量的表现。

碘过量摄入会引起碘过多病（iodine excessive disorders，IED），其主要表现为甲状腺功能减退症、甲状腺肿大、自身免疫性甲状腺疾病、碘致甲状腺功能亢进症、甲状腺癌等。

3. 膳食碘参考摄入量

根据《中国居民膳食营养素参考摄入量（2013 版）》，婴幼儿膳食碘参考摄入量如表 1－8 所示。

**表 1－8　婴幼儿膳食碘参考摄入量**　　单位：μg/d

| 人群 | EAR | RNI | UL |
|---|---|---|---|
| 0～0.5 岁 | — | 85（AI） | — |
| 0.5～1 岁 | — | 115（AI） | — |
| 1～4 岁 | 65 | 90 | — |
| 4～6 岁 | 65 | 90 | 200 |

资料来源：中国营养学会．中国居民膳食营养素参考摄入量：2013 版［M］．北京：科学出版社，2014：236.

4. 主要食物来源

食物碘含量的高低一般存在两个规律：一是海产品的碘含量高于陆地食物；二是陆地食物中动物性食物的碘含量高于植物性食物。碘含量最高的食物为海产品，如海带、紫菜、鲜海鱼、蚶干、蛤蜊干、干贝、淡菜、海参、海蜇、海虾等。

## （四）锌

1. 生理功能

锌具有促进生长发育、增强机体免疫功能、维持细胞膜结构、促进脑发育与维持认知、加快创伤愈合和增进食欲等功能。

2. 缺乏的临床表现

缺锌对婴幼儿危害较大，主要症状为食欲不振、味觉减退、异食癖、生长发育迟缓、皮炎、伤口不易愈合等。

3. 膳食锌参考摄入量

根据《中国居民膳食营养素参考摄入量（2013 版）》，婴幼儿膳食锌参考摄入量如

表 1－9 所示。

表 1－9　婴幼儿膳食锌参考摄入量　　单位：mg/d

| 人群 | EAR | RNI | UL |
|---|---|---|---|
| 0～0.5 岁 | — | 2.0（AI） | — |
| 0.5～1 岁 | 2.8 | 3.5 | — |
| 1～4 岁 | 3.2 | 4.0 | 8 |
| 4～6 岁 | 4.6 | 5.5 | 12 |

资料来源：中国营养学会．中国居民膳食营养素参考摄入量：2013 版［M］．北京：科学出版社，2014：249.

4. 主要食物来源

锌广泛存在于各类食物中。一般来说，动物性食物，如贝壳类海产品、红色肉类、动物内脏等是锌的极好来源；干酪、虾、燕麦、花生酱、花生等为良好来源；干果类、谷类胚芽和麦麸也富含锌。一般植物性食物含锌较低，过细的加工过程会导致大量的锌丢失，如小麦加工成精面粉大约会丢失 80% 的锌。

需要注意的是，食物中蛋白质的数量与锌的吸收呈正相关。增加食物中蛋白质的含量可以提高锌的摄入量和生物利用率。

## 五、维生素

按照溶解性，维生素可分为脂溶性维生素和水溶性维生素。

### （一）脂溶性维生素

脂溶性维生素包括维生素 A、维生素 D、维生素 E 和维生素 K。其中，维生素 A、维生素 D 和维生素 K 是婴幼儿容易缺乏的。

1. 维生素 A

（1）生理功能。维生素 A 的主要生理功能包括视觉功能、维持皮肤黏膜完整性、维持和促进免疫功能和促进生长发育等。

知识链接

#### 维生素 A 的发现史

我国古代医学家早已发现维生素 A 缺乏会引起夜盲症，并称之为“雀目”或“鸡盲眼”。1881 年，俄国学者卢宁（N. Lunin）在动物实验研究中发现：靠当时已知的营养物质的混合物并不能维持动物生命，加入全脂奶粉则可以，故认为维持生命还应有已知营养物质以外的一些不可缺少的物质。1915 年，美国科学家埃尔默·迈克勒姆（Elmer McCollum）及玛格丽特·戴维斯（Marguerite Davis）从动物油中分离出一种可以维持和促进动物生长的脂溶性物质，并证明：如果仅以精磨米、酪蛋白及矿物质喂养动物，不能使其正常发育，而在加入这种脂溶性物质后，动物可以正常生长，这种物质被命名为脂溶性 A，后称为维生素 A。

资料来源：杨月欣，葛可佑．中国营养科学全书：下册［M］．2 版．北京：人民卫生出版社，2019：1882．

（2）缺乏与摄入过量的临床表现。维生素 A 缺乏时会出现如下症状：夜盲症、干眼症、毛囊增厚（毛囊角质化）、免疫功能受损、感染性疾病的患病率和死亡率升高。维生素 A 摄入过量时可致胚胎畸形、骨矿物质丢失、肝脏损伤和增加患心血管疾病的风险。

（3）膳食维生素 A 参考摄入量。根据《中国居民膳食营养素参考摄入量（2013 版）》，婴幼儿膳食维生素 A 参考摄入量如表 1－10 所示。

**表 1－10　婴幼儿膳食维生素 A 参考摄入量**　　单位：μgRAE/d

| 人群 | EAR | RNI | UL |
|---|---|---|---|
| 0～0.5 岁 | — | 300（AI） | 600 |
| 0.5～1 岁 | — | 350（AI） | 600 |
| 1～4 岁 | 220 | 310 | 700 |
| 4～6 岁 | 260 | 360 | 900 |

注：“RAE”为视黄醇活性当量；“UL”不包括来自膳食维生素 A 原类胡萝卜素的 RAE。

资料来源：中国营养学会．中国居民膳食营养素参考摄入量：2013 版［M］．北京：科学出版社，2014：323．

（4）膳食维生素 A 的主要食物来源。维生素 A 的膳食来源包括各种动物性食物中含有的预先形成的维生素 A 和各种红、黄、绿色蔬菜，以及水果中含有的维生素 A 原类胡萝卜素。预先形成的维生素 A 主要来源于各种动物肝脏和其他脏器类肉品、蛋黄、鱼油、奶油和乳制品等。富含维生素 A 原类胡萝卜素的食物有胡萝卜、红心甜薯、菠菜、水芹、羽衣甘蓝、绿芥菜、南瓜、莴苣叶、莴苣、西兰花等。

### 2. 维生素 D

（1）生理功能。维生素 D 的主要生理功能包括维持机体钙、磷平衡和参与体内免疫调节。

知识链接

## 维生素D的发现史

19世纪末期的“雾都”伦敦终年很少见到阳光，到处可见患佝偻病的儿童，从婴儿期的方形头颅、鸡胸、漏斗胸，发展到“O”形腿、“X”形腿和成年人的软骨病，其原因就是缺乏维生素D。早在1824年，就有人发现鱼肝油可治疗佝偻病。鱼肝油的主要成分就是维生素D；1924年，美国哥伦比亚大学的赫斯博士和威斯康星大学的斯廷克博士同时发现，用紫外线照射食物和动物后可得到一种抗佝偻病的活性物质；后来还发现，人体经紫外线照射后，也产生了同样的效应。就这样，人类慢慢地揭开了维生素D缺乏的面纱。最终，人们发现了这种与阳光紫外线照射密切相关的维生素D，又名“阳光维生素”。

资料来源：杨月欣，葛可佑．中国营养科学全书：下册[M]．2版．北京：人民卫生出版社，2019：1884.

（2）缺乏与摄入过量的临床表现。维生素D缺乏是一个世界性的问题。日光照射不足或膳食中缺乏维生素D可导致维生素D缺乏。维生素D缺乏症表现为佝偻病。维生素D摄入过量会导致中毒，引起高钙血症、高钙尿症，出现肌肉乏力、关节疼痛、弥漫性骨质脱矿化以及一般定向能力障碍等。

（3）膳食维生素D参考摄入量。根据《中国居民膳食营养素参考摄入量（2013版）》，婴幼儿膳食维生素D参考摄入量如表1－11所示。

表1－11　婴幼儿膳食维生素D参考摄入量　（μg/d）

| 人群 | EAR | RNI | UL |
|---|---|---|---|
| 0～0.5岁 | — | 10（AI） | 20 |
| 0.5～1岁 | — | 10（AI） | 20 |
| 1～4岁 | 8 | 10 | 20 |
| 4～6岁 | 8 | 10 | 30 |

注：食物和补充剂中维生素D的常用单位有国际单位IU和微克（μg）。1μg维生素D相当于40IU维生素D。

资料来源：中国营养学会．中国居民膳食营养素参考摄入量：2013版[M]．北京：科学出版社，2014：333.

（4）主要食物来源。人体内的维生素D主要是通过皮肤接触日光或从膳食中获的，大多数食物中不含维生素D，少数天然食物中的含量极低，如脂肪含量较高的海鱼、动物肝脏、蛋黄和奶油等。

### 3. 维生素 K

（1）生理功能。维生素 K 的主要生理功能包括调节凝血蛋白质合成、调节骨组织钙化和抑制血管及尿路钙化等。

（2）缺乏的临床表现。0 ～ 3 月龄的婴儿易发生维生素 K 缺乏性出血症。美国和加拿大的新生儿常规接受 0.5 ～ 1mg 的维生素 $K_1$ 肌内注射，或出生后 6h 口服 2.0mg，我国临床也有相关的预防措施。

（3）膳食维生素 K 参考摄入量。根据《中国居民膳食营养素参考摄入量（2013 版）》，婴幼儿膳食维生素 K 参考摄入量如表 1 - 12 所示。

**表 1 - 12　婴幼儿膳食维生素 K 参考摄入量**　　单位：μg/d

| 人群 | AI |
|---|---|
| 0 ～ 0.5 岁 | 2 |
| 0.5 ～ 1 岁 | 10 |
| 1 ～ 4 岁 | 30 |
| 4 ～ 6 岁 | 40 |

资料来源：中国营养学会．中国居民膳食营养素参考摄入量：2013 版 [ M ]．北京：科学出版社，2014：348．

（4）主要食物来源。维生素 K 含量丰富的食物包括豆类、麦麸、绿色蔬菜、动物肝脏、鱼类等。

## （二）水溶性维生素

水溶性维生素包括维生素 $B_1$、维生素 $B_2$、维生素 $B_6$、维生素 $B_{12}$、维生素 C、烟酸（维生素 PP）、叶酸、泛酸、生物素等。水溶性维生素的共同特点是：溶于水，不溶于脂肪及脂肪剂；在满足机体需要后，多余的由尿排出；在体内仅有少量储存；绝大多数以辅酶或辅基的形式参与各种酶系统；营养状况多可根据血或尿中的含量进行评价；毒性很小。

维生素 $B_1$、维生素 $B_2$ 和维生素 C 是婴幼儿容易缺乏的维生素。

### 1. 维生素 $B_1$

（1）生理功能。维生素 $B_1$ 在体内的能量代谢中具有重要作用。同时，维生素 $B_1$ 对维持神经、肌肉，特别是心肌的正常功能，以及维持正常食欲、胃肠蠕动和消化分泌方面有重要作用。

## 知识链接

### 维生素 $B_1$ 的发现史

我国早在两千多年前就有“脚气病”的说法，其特征是消瘦和下肢麻木。公元 7 世纪，我国著名的医学家孙思邈在其《千金要方》中对本病的症状、临床类型、防治方法等做过详述，并指出“常服谷皮煎汤可以防治”。

1592 年，荷兰的内科医师雅各布·邦修斯（Jacob Bontius）成为欧洲第一个记录脚气病病例的医师。1873 年，荷兰海军医师 Van Leent 观察到欧洲船员得脚气病的病例比来自东印度群岛的新兵少得多。当他减少了新兵饮食中大米的用量时，脚气病的发生率大大降低。1880 年，日本海军医务总监高木兼宽发现脚气病在日本海军中蔓延，尤其是远洋航行的海军发病率更高；1882 年，他发现在米饭中加入麦麸，副食中加入牛奶和肉类可有效改善这种现象。1897 年，荷兰外科医师 Eijkman 进行了传染媒介试验，他把脚气病患者的血和尿注射给家禽，经过这种处理的家禽没有得病；后来他注意到，用吃剩的白米饭喂养的家禽则得了这种病。之后，他用不同类型的大米饲养两组家禽，一组用精米，另一组用糙米，试验结果证实，用精米喂养可引起与脚气病相似的多发性神经炎症状，当饲以糙米则不会出现这种症状。1900 年，荷兰外科医师 Crijins 从米糠中分离出一种天然的抗脚气病物质。1911 年，波兰科学家冯克（Casimir Funk）在前人研究的基础上，从米糠中成功提取出维生素 $B_1$ 的结晶，由于其化学结构中含氮，属于胺类，所以冯克将其命名为“生命胺”。

资料来源：杨月欣，葛可佑．中国营养科学全书：下册［M］．2 版．北京：人民卫生出版社，2019：1892．

（2）缺乏的临床表现。维生素 $B_1$ 缺乏症又称脚气病，主要临床表现为食欲不佳、便秘、恶心、抑郁、周围神经障碍、易兴奋及疲劳等。婴儿若缺乏维生素 $B_1$，会出现婴儿脚气病，多发生于出生数月的婴儿。

（3）膳食维生素 $B_1$ 参考摄入量。根据《中国居民膳食营养素参考摄入量（2013 版）》，婴幼儿膳食维生素 $B_1$ 参考摄入量如表 1－13 所示。

表 1－13　婴幼儿膳食维生素 $B_1$ 参考摄入量　　单位：mg/d

| 人群 | EAR | RNI |
|---|---|---|
| 0～0.5 岁 | — | 0.1（AI） |
| 0.5～1 岁 | — | 0.3（AI） |

续表

| 人群 | EAR | RNI |
|---|---|---|
| 1～4岁 | 0.5 | 0.6 |
| 4～6岁 | 0.6 | 0.8 |

资料来源：中国营养学会．中国居民膳食营养素参考摄入量：2013版［M］．北京：科学出版社，2014：362．

（4）主要食物来源。维生素 $B_1$ 含量丰富的食物有谷类、豆类、干果类、动物内脏（心、肝、肾）、瘦肉、禽蛋等。谷类食物是维生素 $B_1$ 的主要来源，需要注意的是，加工及烹调可造成食物中维生素 $B_1$ 的损失，其损失率为30%～40%。

### 2. 维生素 $B_2$

维生素 $B_2$ 的化学名称为核黄素，它在体内主要以辅酶形式参与氧化还原反应。

（1）生理功能。维生素 $B_2$ 的生理功能包括参与体内生物氧化与能量生成，改善抗氧化防御系统功能，参与药物代谢，维持肠黏膜的结构与功能，参与暗适应过程等。

（2）缺乏的临床表现。婴幼儿维生素 $B_2$ 缺乏的早期表现为疲倦、乏力、口腔疼痛，眼睛出现瘙痒、烧灼感，继而出现口腔和阴囊病变，称为"口腔生殖系统综合征"，包括唇炎、口角炎、舌炎、皮炎、阴囊皮炎以及角膜血管增生等。

（3）膳食维生素 $B_2$ 参考摄入量。根据《中国居民膳食营养素参考摄入量（2013版）》，婴幼儿膳食维生素 $B_2$ 参考摄入量如表1－14所示。

**表1－14　婴幼儿膳食维生素 $B_2$ 参考摄入量**　　单位：mg/d

| 人群 | EAR | RNI |
|---|---|---|
| 0～0.5岁 | — | 0.4（AI） |
| 0.5～1岁 | — | 0.5（AI） |
| 1～4岁 | 0.5 | 0.6 |
| 4～6岁 | 0.6 | 0.7 |

资料来源：中国营养学会．中国居民膳食营养素参考摄入量：2013版［M］．北京：科学出版社，2014：369．

（4）主要食物来源。维生素 $B_2$ 广泛存在于动物与植物性食物中，包括奶类、蛋类、各种肉类、内脏、谷类、蔬菜与水果等。谷类和蔬菜是我国居民维生素 $B_2$ 的主要来源，但是，谷类加工对维生素 $B_2$ 存留有显著影响，如精白米维生素 $B_2$ 存留率只有11%，小麦标准粉维生素 $B_2$ 存留率只有35%。此外，谷类在烹调过程还会损失一部分维生素 $B_2$。

### 3. 维生素 C

维生素 C 又称抗坏血酸，是人体内重要的水溶性抗氧化营养素之一。

（1）生理功能。维生素 C 的主要生理功能包括羟化作用、抗氧化作用、提高机体免疫力和解毒等。

（2）缺乏与摄入过量的临床表现。维生素 C 缺乏的早期症状是轻度疲劳，长期严重缺乏可导致坏血病。坏血病患者若不及时治疗可危及生命。过量服用维生素 C 可能会导致泌尿系统结石。

（3）膳食维生素 C 参考摄入量。根据《中国居民膳食营养素参考摄入量（2013 版）》，婴幼儿膳食维生素 C 参考摄入量如表 1－15 所示。

**表 1－15　婴幼儿膳食维生素 C 参考摄入量**　　单位：mg/d

| 人群 | EAR | RNI | UL |
|---|---|---|---|
| 0 ～ 0.5 岁 | — | 40（AI） | — |
| 0.5 ～ 1 岁 | — | 40（AI） | — |
| 1 ～ 4 岁 | 35 | 40 | 400 |
| 4 ～ 6 岁 | 40 | 50 | 600 |

资料来源：中国营养学会．中国居民膳食营养素参考摄入量：2013 版［M］．北京：科学出版社，2014：369.

（4）主要食物来源。维生素 C 主要来源于新鲜的蔬菜与水果，如辣椒、菠菜、韭菜、番茄、柑橘、山楂、猕猴桃、鲜枣、柚子、草莓和橙等。野生的蔬菜和水果，如苜蓿、苋菜、刺梨、沙棘、酸枣等的维生素 C 含量尤其丰富。

## 六、水

### （一）生理功能

#### 1. 人体组织的主要成分

水广泛分布在人体组织中，构成人体的内环境。人体各组织器官的含水量如表 1－16 所示。

**表 1－16　人体各组织器官的含水量**　　单位：g/100g

| 人体组织器官 | 水分 | 人体组织器官 | 水分 |
|---|---|---|---|
| 血液 | 83.0 | 脑 | 74.8 |

续表

| 人体组织器官 | 水分 | 人体组织器官 | 水分 |
|---|---|---|---|
| 肾 | 82.7 | 肠 | 74.5 |
| 心 | 79.2 | 皮肤 | 72.0 |
| 肺 | 79.0 | 肝 | 68.3 |
| 脾 | 75.8 | 骨骼 | 22.0 |
| 肌肉 | 75.6 | 脂肪组织 | 10.0 |

资料来源：中国营养学会. 中国居民膳食营养素参考摄入量：2013 版［M］. 北京：科学出版社，2014：445.

2. 参与人体内新陈代谢

水参与体内新陈代谢，在消化、吸收、循环、排泄的过程中，促进营养物质的吸收和运送，将废物通过大小便、汗液及呼吸等途径排泄出去。

3. 维持体液正常渗透压及电解质平衡

细胞内液和细胞外液的渗透压平衡，主要依靠水分子在细胞内外的自由渗透。细胞内液和细胞外液的电解质中的阴离子和阳离子之间的平衡主要依靠电解质的活动和交换来维持。

4. 调节体温

一定量的水可吸收人体在代谢过程中产生的大量能量，使体温不至于显著升高。在37℃体温条件下，每蒸发 1g 水可带走 574cal 热量。因此，经过皮肤蒸发水分以散热是维持人体体温恒定的重要途径。

5. 润滑作用

水与黏性分子结合可形成关节的润滑液、消化系统的消化液、呼吸系统以及泌尿生殖系统的黏液，对器官、关节、肌肉、组织起到缓冲、润滑和保护的作用。

## （二）摄入不足与过量的危害

1. 摄入不足的危害

（1）导致水和电解质代谢紊乱。人体水摄入量不足、丢失过多或者摄入盐过多时，细胞外液 $Na^+$ 浓度的改变会引起水和电解质代谢紊乱。

（2）失水程度与相关症状。当失水量达到体重的 1% 时，血浆渗透压升高，婴幼儿会有口渴感，且体能开始受到影响；当失水量达到体重的 2% ～ 4% 时，为轻度脱水，婴幼儿会表现为口渴、尿少，尿呈深黄色；当失水量达到体重的 4% ～ 8% 时，为中度脱水，除上述症状外，还可见极度口渴、皮肤干燥失去弹性、口舌干裂、声音嘶哑、全身软弱、心率加快、尿量明显减少、眼窝下陷并伴有烦躁不安等现象；当失水量超过体重的 8% 时，为重度脱水，表现为精神及神经系统异常，可见皮肤黏膜干燥、高热、烦躁、精神恍惚、神志不清等现象；当失水量达到体重的 10% 时，会出现烦躁、全身无力、体温升高、血压下降、皮肤失去弹性等现象，甚至危及生命；当失水量超过体重的 20% 时，则可能引起死亡。

（3）慢性肾病。研究表明，人体增加总体水的摄入量可以有效预防复发性肾结石，降低肾结石发生的风险。

（4）认知和体能下降。水摄入不足会给人的认知能力带来负面影响。研究表明，脱水婴幼儿的听觉数字记忆广度、语义灵活性和图像识别能力均有降低的倾向。同时，水摄入不足也会影响人的体能。婴幼儿如果发生脱水现象（尿渗透压正常），并且一直处于脱水状态，可导致体力恢复困难和后续体能受损。

2. 摄入过量的危害

人体水摄入量超过了肾脏排出能力（0.7 ～ 1.0L/h）时，可引起急性水中毒，并导致低钠血症。水中毒时，可因脑细胞肿胀、脑组织水肿、颅内压增高而引起头痛、恶心、呕吐、记忆力减退等，有时会发生渐进性精神迟钝、恍惚、昏迷、惊厥等，严重者可导致死亡。

### （三）适宜摄入量

水的需要量不仅个体差异较大，而且同一个体在不同环境或生理条件下也有差异。因此，水的人群推荐量并不完全等同于个体每日的需要量。水的需要量主要受代谢、性别、年龄、身体活动水平、温度和膳食等因素的影响，所以水的需要量因个体差异变化很大。

WHO 指出，0 ～ 6 月龄婴儿应进行纯母乳喂养，不需要额外补充水分。根据婴儿平均每日母乳摄入量，我国推荐 0 ～ 6 月龄婴儿的总水适宜摄入量为 0.7L/d，7 ～ 12 月龄婴儿的总水适宜摄入量为 0.9L/d，1 ～ 3 岁幼儿的总水适宜推荐量为 1.3L/d，4 ～ 6 岁幼儿的总水适宜推荐量为 1.6L/d。

### （四）食物来源

人们每日摄入的水来源于饮水及食物水。食物水主要来自主食、菜、零食和汤，包括食物本身所含的水分和烹调过程中加入的水。常见含水分较多（≥ 80%）的食物主要有液态奶、豆浆、蔬菜类、水果类等，以及汤类和粥类。

## 七、膳食纤维

膳食纤维本质上属于碳水化合物，它是指在人体小肠内所有未被消化的多糖和木质素。

### （一）生物学作用

#### 1. 增强肠道功能

膳食纤维可促进肠蠕动，并具有很强的吸水性，可增加粪便体积，缩短大便在肠道的停留时间。

#### 2. 控制体重

富含膳食纤维的食物多体积大且能量密度低，能提供饱食感，在能量平衡和体重控制方面有较好的作用。

### （二）缺乏与摄入过量的临床表现

膳食纤维摄入过多或过少都会对婴幼儿产生明显的影响。摄入量过少，容易引起便秘和肠道功能紊乱；摄入量过多，则容易产生肠胃充盈和不舒服的感觉。因此，含有大量膳食纤维的食物不适合食欲较差的婴幼儿。

### （三）主要食物来源

全谷物、豆类、水果、蔬菜及马铃薯是膳食纤维的主要来源，坚果和种子中的含量也很高。全谷物食物中的膳食纤维主要来源于谷物表皮，精加工的谷类食品则含量较少。

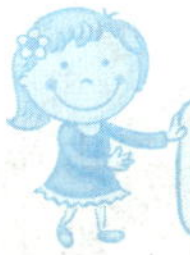

## 实践实训

一、绘制婴幼儿所需各类营养素相关知识的思维导图。

二、自学预包装食品营养标签相关知识，并制作营养标签手抄报。

## 学习效果评价

| 评价内容 | 自我评价（达到打√，未达到画○） | 小组评价（达到打√，未达到画○） | 教师评价（达到打√，未达到画○） |
| --- | --- | --- | --- |
| 能够说出婴幼儿需要的营养素名称 | | | |
| 能够说出各类营养素的生理功能、缺乏或摄入过量的临床表现、主要食物来源等 | | | |
| 能够初步判断婴幼儿营养素缺乏或摄入过量的各种表现 | | | |
| 能够读懂营养标签 | | | |
| 能够指导家长为婴幼儿提供富含各种营养素的食物 | | | |

## 项目小结

一切生命体都需要能量来维持自身的生命活动。人体的能量主要来源于食物中的产能营养素，包括糖类（主要为碳水化合物）、脂肪和蛋白质。这些物质通过被氧化而释放能量。婴幼儿对能量的需求主要以其能量消耗为依据。婴幼儿的能量消耗主要包括四个方面：基础代谢、身体活动、食物热效应和生长发育。能量需要量是指长期保持良好的健康状态，维持良好的体型、机体构成以及理想活动水平的个体或群体，达到能量平衡时所需要的膳食能量摄入量。它包括两部分：每日总能量消耗量和组织生长的能量储存量。

营养素是食物中具有特定生理作用，能维持机体生长、发育、活动、生殖以及正常代谢所需的物质。婴幼儿需要的营养素包括蛋白质、脂肪、碳水化合物、矿物质、维生素、水和膳食纤维。其中，蛋白质、脂肪和碳水化合物是能量的主要来源，称为产能营养素，其他的营养素为非产能营养素。每类营养素都有不同的生理功能，摄入不足或过量都会对婴幼儿产生一些影响。

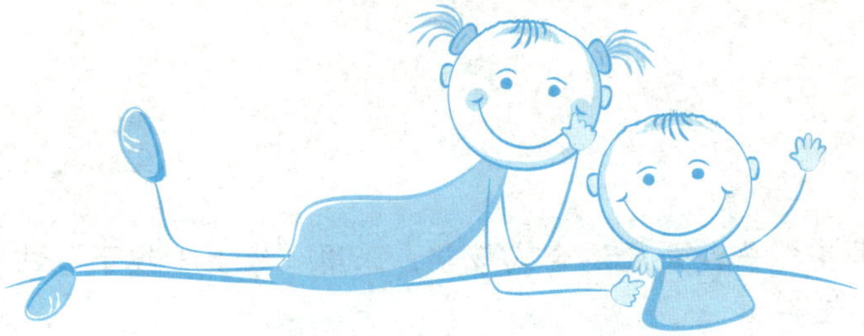

# 项目二　婴幼儿的营养状况评估

## 学习目标

1. 掌握婴幼儿常见营养性疾病的类型、原因、预防和治疗方法。
2. 理解婴幼儿营养状况评估的方法。
3. 学会运用多种方法对婴幼儿个体或群体的营养状况进行评估。

## 学习重难点

1. 婴幼儿常见营养性疾病的临床表现和防治要点。
2. 婴幼儿营养状况评估的方法和实施要点。
3. 婴幼儿营养状况评估结果的解释。

## 学习方法

1. 通过互联网等媒介收集婴幼儿常见营养性疾病案例，加深对本项目所学内容的理解。
2. 亲自实践，运用婴幼儿营养状况评估的各类方法对婴幼儿营养状况进行评估。
3. 通过模拟练习、入园见习等途径增加实际操作机会，提高理论联系实际的能力。

教学建议

1. 教师运用各类平台开展混合式教学，采用“线上 + 线下”的教学方式，在课前发布预习任务。
2. 教师采取多种教学法引导学生完成任务，如多媒体演示、案例分析、小组作业、实操演示与练习等，有入园实训条件的学校可组织学生进行实地练习。
3. 教师通过权威网站，如世界卫生组织、联合国儿童基金会、中国营养学会和中国疾病预防控制中心等权威机构的官网，扩充项目学习内容。
4. 教师强化过程性考核，促使学生真正掌握婴幼儿常见营养性疾病及其防治方法和婴幼儿营养状况评估的方法与实施要点。

典型工作任务

在托幼机构中，教师需要根据婴幼儿的体格发育情况等初步判断婴幼儿是否存在营养性疾病。同时，教师还需要协助保健医生开展膳食调查等工作，以便更好地进行婴幼儿营养状况评估。

例如，某婴儿由于辅食中一直没有摄入肉类，在健康查体中，发现缺铁性贫血。在托幼机构中，可以针对这名婴儿制定个性化食谱，同时，教师应可以为婴儿家长提供有针对性的膳食指导。

思考：该婴儿所在的托育机构可以为该婴儿在膳食方面做哪些安排和指导？

# 任务一　婴幼儿常见的营养性疾病

婴幼儿常见的营养性疾病主要包括营养缺乏病和儿童单纯性肥胖，其中营养缺乏病又包括蛋白质 - 能量营养不良、维生素缺乏病和微量元素缺乏病。

## 一、营养缺乏病

### （一）蛋白质 - 能量营养不良

蛋白质 - 能量营养不良是一种由于蛋白质或能量摄入不足引起的营养缺乏病，是全球 5 岁以下婴幼儿死亡的重要原因。

蛋白质 - 能量营养不良的临床表现因个体差异、严重程度、发病时间等因素的不同而不同。临床症状包括体重不增或减轻，皮下脂肪减少或消失，以及全身各器官系统不同程度的功能紊乱。

1. 蛋白质 - 能量营养不良的分类

蛋白质 - 能量营养不良一般分为水肿型、消瘦型和混合型 3 种类型，其病因和临床表现如表 2 - 1 所示。

表 2 - 1　3 种类型蛋白质 - 能量营养不良的病因和临床表现

| 类型 | 病因 | 临床表现 |
| --- | --- | --- |
| 水肿型 | 蛋白质严重不足 | 全身水肿，身体虚弱，表情淡漠，生长滞缓，头发变色、变脆、易脱落，易感染其他疾病等 |
| 消瘦型 | 蛋白质和能量严重不足 | 消瘦、皮下脂肪消失、皮肤干燥松弛、体弱无力等 |
| 混合型 | 蛋白质和能量同时缺乏 | 上述两种类型的混合 |

资料来源：葛可佑. 公共营养师：基础知识 [ M ]. 2 版. 北京：中国劳动社会保障出版社，2012：291-292.

2. 蛋白质 - 能量营养不良的原因

（1）膳食因素。食物摄入量过少，低蛋白质、低能量膳食等都会导致蛋白质 - 能量营养不良。对于婴幼儿而言，喂养不当、摄入过多的精制碳水化合物，食用过少或过稀的高蛋白质食物，长时间食用流质、软食等是常见原因。

（2）疾病原因。当婴幼儿患胃肠道疾病时，对食物的消化吸收能力变弱，加上疼痛、恶心、腹泻等胃肠症状，使其长期处于饥饿状态，容易出现蛋白质 - 能量营养不良现象。

3. 蛋白质 - 能量营养不良的预防

（1）合理膳食。膳食中的蛋白质和能量对生命健康至关重要。婴幼儿每天应摄入足够的蛋白质和能量，并注意充分发挥食物蛋白质的互补作用，全面改善营养。

（2）减少感染。营养不良的婴幼儿很容易感染疾病，而被感染的婴幼儿又很容易导致营养不良。已出现营养不良症状的婴幼儿要注意预防呼吸道和消化道感染。

4. 蛋白质 - 能量营养不良的治疗

（1）补充蛋白质和能量。蛋白质 - 能量营养不良的婴幼儿摄入的蛋白质和能量应比正常婴幼儿高。在补充时，应遵循逐步增加以及蛋白质和能量同时补充的原则。

（2）纠正并发症。蛋白质－能量营养不良的婴幼儿容易出现脱水、电解质紊乱、重度贫血、感染、低血糖症、心力衰竭等并发症。当出现这些并发症时，要积极进行对症治疗。

### （二）维生素缺乏病

在营养素缺乏中，维生素缺乏比较常见。

#### 1. 维生素缺乏病的分类

维生素缺乏病包括脂溶性维生素缺乏和水溶性维生素缺乏。

（1）脂溶性维生素缺乏。

脂溶性维生素缺乏主要是指维生素 A、维生素 D、维生素 K 等的缺乏。

1）维生素 A 缺乏病。这是世界卫生组织确认的世界四大营养缺乏病之一。6 月龄内婴儿是维生素 A 缺乏的重点人群。维生素 A 缺乏病，其病变可累及视网膜、上皮、骨骼等组织和免疫、生殖功能等，早期表现为暗适应障碍、夜盲、干眼症，以及皮肤干燥、脱屑、粗糙或呈鱼鳞样。

2）维生素 D 缺乏病。佝偻病是最早被认识的一种维生素 D 缺乏病。流行病学资料表明，维生素 D 缺乏病主要发生在气温偏低、日光照射不足并缺乏食物维生素 D 来源的人群中。维生素 D 缺乏会影响肠内钙、磷的吸收，影响肾脏功能和骨的正常发育等。

3）维生素 K 缺乏病。维生素 K 缺乏病是一种以出血为特征的营养缺乏病，主要发生在新生儿及小婴儿身上。不同类型维生素 K 缺乏病的临床表现不同，主要的临床表现有头皮血肿、胃肠道出血、皮肤出血、颅内出血等。

（2）水溶性维生素缺乏。

水溶性维生素缺乏主要是指维生素 B 族、维生素 C 等的缺乏。

1）维生素 B 族缺乏病。维生素 B 族缺乏病主要包括维生素 $B_1$ 和维生素 $B_2$ 缺乏病。维生素 $B_1$ 缺乏病也称脚气病，以多发性神经炎、肌肉萎缩、组织水肿、心脏扩大、循环失调及胃肠道症状为主要特征，多发生在以加工精细白米面为主食的婴幼儿中。维生素 $B_2$ 缺乏病以眼、口腔和皮肤的炎症反应为主要临床表现。

2）维生素 C 缺乏病。维生素 C 缺乏病又称坏血病，是一种以牙龈肿胀、出血、皮肤淤点、瘀斑及全身广泛出血为临床特征的疾病。

#### 2. 维生素缺乏病的原因

（1）摄入不足。食物短缺或选择食物不当，食物运输、加工、烹调、储藏不当使食物中的维生素丢失或被破坏，都会导致维生素缺乏。

（2）吸收利用率降低。若婴幼儿出现胃肠道疾病，对营养素（包括维生素）的吸收利用率降低，也会导致维生素缺乏。

（3）需要量增加。随着婴幼儿年龄的增长，其对维生素的需要量逐渐增加，若不能及时增加，就可能出现维生素缺乏症状。

#### 3. 维生素缺乏病的预防

（1）脂溶性维生素缺乏的预防。对于维生素 A 缺乏，可以通过供给富含维生素 A 的食物和口服维生素 A 等途径加以预防；对于维生素 D 缺乏，可以通过额外补充维生素 D 的途径加以预防；对于维生素 K 缺乏，可以通过给新生儿肌注维生素 $K_1$ 等途径加以预防。

（2）水溶性维生素缺乏的预防。一是多食用富含水溶性维生素的食物，如粮谷类食物、动物肝脏、新鲜水果和蔬菜等。二是改良谷类加工方法，提倡粗细粮搭配混食。

#### 4. 维生素缺乏病的治疗

（1）脂溶性维生素缺乏的治疗。治疗维生素 A 缺乏的主要方法为：每日摄入富含维生素 A 及维生素 A 原的食物和口服维生素 A。治疗维生素 D 缺乏的主要方法为：充分利用日光紫外线和选用维生素 D 丰富的食品。治疗维生素 K 缺乏的主要方法为：使用维生素 $K_1$。

（2）水溶性维生素缺乏的治疗。治疗维生素 $B_1$ 缺乏的主要方法为：每天肌内注射维生素 $B_1$ 10mg，连续 5 天。症状缓解后可改为每天口服 10mg 维生素 $B_1$。治疗维生素 $B_2$ 缺乏的主要方法为：改进婴幼儿膳食搭配，多吃肉类和乳制品等；用核黄素片进行治疗，每日 10mg，分两次口服，直至症状消失。治疗维生素 C 缺乏的主要方法为：婴幼儿每天口服 200mg 维生素 C 一周。

### （三）微量元素缺乏病

#### 1. 微量元素缺乏病的分类

对于婴幼儿而言，常见的微量元素缺乏病包括缺铁性贫血、碘缺乏病和锌缺乏病。

（1）缺铁性贫血。铁缺乏可导致缺铁性贫血。缺铁性贫血是世界卫生组织确定的世界性营养缺乏病之一，同时也是我国主要的公共营养问题。缺铁性贫血会影响婴幼儿的生长发育、机体免疫功能、抗感染能力和抗寒能力。

（2）碘缺乏病。碘缺乏病是机体因缺碘而导致的一系列疾病的统称，实际上是甲状腺激素合成不足而导致的病理障碍。缺碘对个体的损伤取决于缺碘的程度、持续时间、机体所处的发育阶段以及机体对缺碘的反应水平。不同发育时期碘缺乏病的表现如表 2-2 所示。

表 2-2　不同发育时期碘缺乏病的表现

| 发育时期 | 碘缺乏病的表现 |
| --- | --- |
| 胎儿期 | 流产、死胎、先天畸形；死亡率增高；<br>地方性克汀病；<br>神经型：智力落后、聋哑、斜视、痉挛性瘫痪、不同程度的步态和姿态异常；<br>黏肿型：黏液性水肿、侏儒、智力落后；<br>神经运动功能发育落后；胎儿甲状腺功能减退 |
| 新生儿期 | 甲状腺功能减退、甲状腺肿 |
| 婴幼儿期 | 甲状腺肿；<br>亚临床型克汀病（亚克汀）；<br>智力发育障碍、体格发育障碍；单纯聋哑 |

资料来源：中国营养学会．中国居民膳食营养素参考摄入量：2013 版［M］．北京：科学出版社，2014：233．

（3）锌缺乏病。锌缺乏病最显著的临床表现是食欲减退、异食癖，在皮肤和黏膜的交界处及肢端常发生经久不愈的皮炎。

### 2. 微量元素缺乏病的原因

（1）地球环境因素。地壳中矿物质元素的分布不平衡，致使某些地区表层土壤中某种矿物质元素含量过高或过低，导致人群因长期摄入在这种环境中生长的食物或饮用水而引起疾病。

（2）食物成分及加工因素。食物中含有天然存在的矿物质拮抗物，如菠菜中含有较多草酸盐，可以与钙或铁结合成难溶的螯合物而影响人体对微量元素的吸收。在食品加工过程中也会造成矿物质的损失，如蔬菜浸泡于水中或蔬菜水煮后把水倒掉会损失大量矿物质。

（3）摄入不足。一方面，婴幼儿随着年龄的增长对矿物质的营养需求不断增加，若不及时增加，则会导致微量元素摄入不足；另一方面，婴幼儿因厌食、挑食、疾病等状态导致食物摄入不足或摄入食物品种单调，使矿物质摄入量不能满足机体需求。

### 3. 微量元素缺乏病的预防

（1）缺铁性贫血的预防。世界卫生组织建议，婴幼儿预防缺铁性贫血的主要措施为：提倡母乳喂养，及时添加辅食；人工喂养和部分母乳喂养的婴幼儿，提倡选择强化铁的配方奶和米粉；摄入富含铁的食物，如肉类和禽类等；通过增加富含维生素 C 食物的摄入，提高食物中铁的利用率。

（2）碘缺乏病的预防。食用富含碘的食物，如海产品等；食用碘盐、碘油、碘化水和碘强化食品；监测幼儿、孕妇和乳母等特殊人群，及时予以饮食纠正等。

（3）锌缺乏病的预防。预防锌缺乏病的主要措施包括：孕妇要吃含锌丰富的食物，如贝壳类海产品等，避免婴儿先天营养素缺乏。婴儿期要大力倡导母乳喂养，及时添加辅食；幼儿期保证合理膳食，给予食物补锌。

#### 4. 微量元素缺乏病的治疗

（1）缺铁性贫血的治疗。缺铁性贫血的治疗原则：给予充足的铁以满足血液和组织的需要，去除造成缺铁性贫血的因素。

（2）碘缺乏病的治疗。食用碘化钾或碘酸钾片剂、糖丸、糖浆等是治疗婴幼儿缺碘的主要措施。

（3）锌缺乏病的治疗。对锌缺乏的婴幼儿临床治疗以口服锌剂为主，同时加强饮食管理，引导婴幼儿进食含锌高的动物性食品和海产品。

## 二、儿童肥胖症

肥胖目前在全世界呈流行趋势，被世界卫生组织列为导致疾病负担的十大危险因素之一。我国是世界肥胖儿童最多的国家。

儿童肥胖症是指儿童体内脂肪积聚过多，体重按身高计算超过平均标准体重的 20%，或者按年龄计算超过平均标准体重加两个标准差。2019 年，中国妇女儿童肥胖控制专业委员会发布的《中国儿童代谢健康型肥胖定义与筛查专家共识》指出：2 ～ 10 岁的儿童，当身高体重比值超过 90% 的同性别同龄人时属于体重超标，超过 95% 的同性别同龄人时属于严重超标。

儿童肥胖症不仅影响儿童智力、系统器官功能、神经心理行为等，而且还可能引起成年期糖尿病、恶性肿瘤、高血压和冠心病等慢性疾病的高发。

### （一）儿童肥胖症的原因

#### 1. 遗传因素

肥胖是多种因素共同作用的结果，遗传因素被认为是决定肥胖的最主要的原因之一，占影响肥胖因素的 40% ～ 70%。肥胖是一种复杂的多基因性疾病。

2. 生命早期营养因素

生命早期主要是指胎儿期、哺乳期和断乳后的一段时间（一般指 2 岁以内）。生命早期不良的膳食因素，包括妊娠期孕妇营养缺乏或过剩、完全人工喂养、过早断乳、过早添加辅食以及婴幼儿期营养过剩等，都会直接影响婴幼儿的体重及健康。

3. 膳食行为

不良的膳食行为，如偏食、多食、贪食、暴饮暴食、进食速度过快、过多食用零食等都有可能增加婴幼儿肥胖发生的风险。

### （二）儿童肥胖症的预防

儿童肥胖症的预防措施主要包括：孕妇在妊娠后期适当减少摄入脂肪类食物，防止胎儿体重增加过多；坚持母乳喂养；培养良好的饮食习惯；定期到儿童保健门诊接受系统的营养监测及指导等。

### （三）儿童肥胖症的治疗

儿童肥胖症的治疗原则是减少产能食物的摄入和增加婴幼儿对热能的消耗，使婴幼儿体内脂肪不断减少、体重逐渐下降。

1. 行为矫正

矫正婴幼儿不良饮食习惯，引导其少吃高能量食品，养成良好的饮食习惯。

2. 饮食疗法

为婴幼儿提供低脂肪、低碳水化合物和高蛋白膳食方案。

3. 运动疗法

适当的运动能促使脂肪分解，但肥胖婴幼儿常因动作笨拙和活动后易累而不愿锻炼，故可选择其喜欢和易于坚持的运动，如散步、爬楼梯等。每天坚持至少运动 30 分钟，而且要循序渐进。

**知识链接**

#### 六部门联合印发《儿童青少年肥胖防控实施方案》

为切实加强儿童青少年肥胖防控工作，卫生健康委、教育部等六部门联合印发《儿童青少年肥胖防控实施方案》（以下简称《实施方案》），以有效遏制超重肥胖流行，促进儿童青少年健康成长。

随着我国经济社会快速发展和人民生活水平显著提高，儿童青少年超重肥胖率呈现快速上升趋势，已成为威胁我国儿童青少年身心健康的重要公共卫生问题。为积极防控儿童青少年超重肥胖，按照全国卫生与健康大会和《“健康中国2030”规划纲要》《国务院关于实施健康中国行动的意见》的部署，《实施方案》以提高儿童、青少年健康水平和素养为核心，以促进儿童、青少年吃动平衡为重点，着重强化政府、社会、个人责任，积极推进家庭、学校、社区、医疗卫生机构密切协作，建设肥胖防控支持性环境。

《实施方案》明确了四项重点任务。一是强化家庭责任，充分发挥父母及看护人作用。要强化父母及看护人是儿童健康第一责任人的理念，提高父母及看护人营养健康素养，营造良好的家庭体育运动氛围，做好儿童、青少年体重及生长发育监测。要加强社区支持，践行健康生活方式。二是强化学校责任，维持儿童、青少年健康体重。要办好营养与健康课堂，将膳食营养和身体活动知识融入幼儿园和中小学常规教育，改善学校食物供给，优化学生餐膳食结构。要保证在校身体活动时间，强化体育课和课外锻炼。三是强化医疗卫生机构责任，优化体重管理服务。要加强孕期体重管理、儿童和青少年体重管理和肥胖儿童干预。四是强化政府责任，加强支持性环境建设。要加强肥胖防控知识技能普及，强化食物营销管理，完善儿童、青少年体育设施，支持中小学体育场地设施在课余时间和节假日向儿童、青少年开放。

资料来源：六部门联合印发《儿童青少年肥胖防控实施方案》加强防控有效遏制超重肥胖流行［EB/OL］.（2020-11-01）［2021-07-27］. http://www.moe.gov.cn/jyb_xwfb/gzdt_gzdt/s5987/202011/t20201101_497657.html.

## 实践实训

一、绘制婴幼儿常见营养性疾病的思维导图。

二、分组模拟指导家长预防和治疗婴幼儿常见营养性疾病。

## 学习效果评价

| 评价内容 | 自我评价（达到打√，未达到画○） | 小组评价（达到打√，未达到画○） | 教师评价（达到打√，未达到画○） |
|---|---|---|---|
| 能够说出婴幼儿常见的营养性疾病 | | | |
| 能够说出各类营养性疾病的临床表现、原因、预防和治疗措施 | | | |
| 能够初步判断婴幼儿常见的营养性疾病 | | | |
| 能够指导家长与托幼机构配合，预防和治疗婴幼儿出现的营养性疾病 | | | |

# 任务二　婴幼儿营养状况评估的方法

婴幼儿营养状况评估的方法主要包括体格生长评价、膳食调查、临床评估和实验室检查等。

## 一、体格生长评价

婴幼儿体格生长状况与其营养和健康状况密切有关。定期测量体格生长指标并绘制婴幼儿生长曲线，可以比较直观地评价婴幼儿的营养状况。

### （一）体格生长评价常用指标

对于婴幼儿而言，常用的体格生长评价指标包括身长（高）、坐高、体重、头围、胸围、上臂围、囟门和牙齿等。

#### 1. 身长（高）

身长（高）是反映人体骨骼生长（线性生长）的重要指标，为头部、脊柱与下肢骨骼长度的总和，是婴幼儿长期营养状况的一种反映。

身长（高）为头部、脊柱与下肢长度的总和，是反映婴幼儿骨骼生长（线性生长）的和长期营养状况的一项重要指标。

（1）身长。

1）测量对象：适用于 2 岁及以下婴幼儿。

2）测量工具：卧式测量床（见图 2-1）。

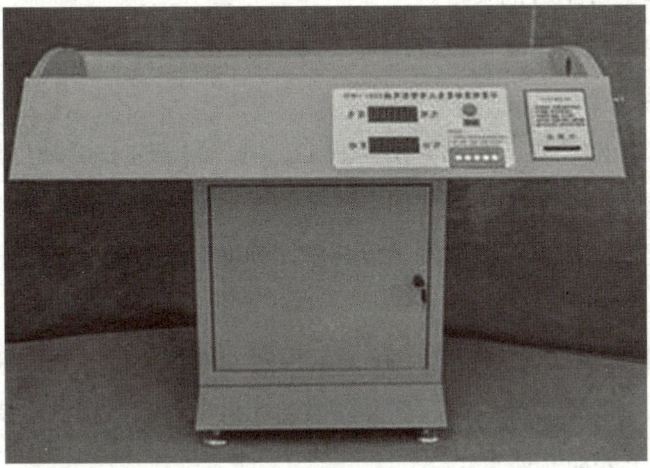

图 2-1　卧式测量床

3）测量方法：婴幼儿仰卧位，室温 25℃左右。脱去婴幼儿的鞋帽和厚衣裤，使其仰卧于卧式测量床上。助手固定婴幼儿头部使其接触头板。测量者位于婴幼儿右侧，将左手置于其膝部，使其两腿平行伸直，双膝并拢并使之固定。用右手移动滑板，使之紧贴婴幼儿双足跟，当两侧标尺读数一致时读数。

4）读数与记录：读取滑板内侧数值，精确至 0.1cm。

（2）身高。

1）测量对象：适用于 2 岁以上幼儿。

2）测量工具：立柱式身高计。

3）测量方法：幼儿免冠、赤足，解开发髻，室温 25℃左右。取立正姿势，站在踏板上，挺胸收腹，两臂自然下垂，脚跟靠拢，脚尖分开约 60°，双膝并拢挺直，两眼平视正前方，头部保持正立位置，如图 2-2 所示。测量者手扶滑侧板轻轻向下滑动，直到底面与幼儿头颅顶点相接触，此时观察被测幼儿姿势是否正确，确认姿势正确后读数。

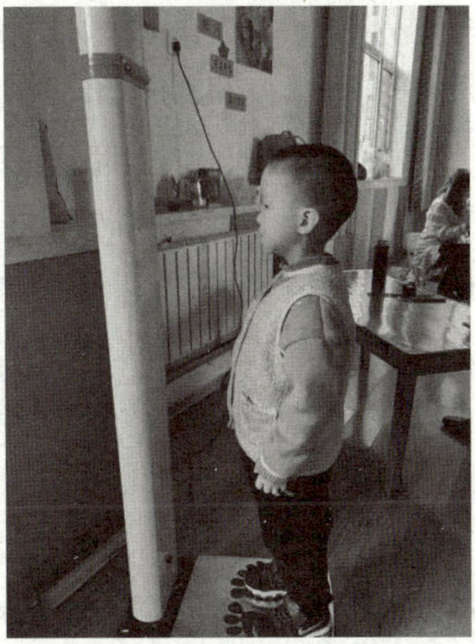

图 2-2　某托幼机构幼儿健康体检

4）读数与记录：读数时测量者的眼睛与滑侧板底面在同一水平面上，读取滑侧板底面对应立柱所示数值，精确至 0.1cm。

需要注意的是，婴幼儿身长（高）应连续测量 2 次，2 次测量的误差应不超过 0.4cm。清晨测量身长（高）较下午测量长（高）约 1cm，同一婴幼儿身长较身高约长 0.7cm。

### 2. 坐高

坐高指头顶到坐骨结节的长度。

（1）测量对象：适用于 3 岁以上幼儿。

（2）测量工具：坐高计。

（3）测量方法：幼儿坐于坐高计的坐板上，骶部紧靠立柱，端坐挺身，使躯干与大腿、大腿与小腿分别成直角，两脚向前自然平放于地面，下移测量板接触头部顶点。

（4）读数与记录：测量者读取测量板与立柱刻度交叉数值，精确至 0.1cm。

### 3. 体重

体重是指人体的总重量（裸重），在一定程度上体现婴幼儿的骨骼、肌肉、皮下脂肪、内脏重量及其增长的综合情况，是反映婴幼儿近期营养状况的重要指标。

（1）2 岁及以下婴幼儿体重。

1）测量工具：经计量认证的体重秤，分度值≤ 0.01kg。

2）测量方法：在空腹状态下进行，室温 25℃左右。测量时将体重秤放置平稳，校准并调零。尽量脱去全部衣裤，将婴幼儿平稳放置于体重秤上，四肢不得与其他物体接触，待婴幼儿安静时读取体重读数。

3）读数与记录：读数时精确至 0.01kg。若穿着贴身衣服称量，应减去衣物重量。

4）注意事项：连续测量 2 次，2 次的测量误差不应超过 100g。

（2）2 岁以上幼儿体重。

1）测量工具：经计量认证的体重秤，分度值≤ 0.1kg。

2）测量方法：在清晨、空腹、排泄完毕的状态下进行，室温 25℃左右。测量时将体重秤放置平稳并调零。被测者平静站立于体重秤踏板中央，两腿均匀负重，免冠、赤足，穿贴身内衣裤。

3）读数与记录：读数时精确至 0.1kg。

### 4. 头围

头围指右侧齐眉弓上缘经过枕骨粗隆最高点水平位置的头部周长。它可以表示头颅的大小和脑的发育程度。由于头围在出生后头 3 年反映脑的快速发育状况，因此建议常规测量头围至 3 岁（至少到 2 岁）。

（1）测量工具：无伸缩性的软尺（使用前应校正）。

（2）测量方法：测量者立于被测者的前方或右方，用左手拇指将软尺零点固定于头部右侧齐眉弓上缘处，右手持软尺沿逆时针方向经枕骨粗隆最高处绕婴幼儿头部一圈回到零点。测量时软尺应紧贴皮肤，左右两侧保持对称，长发者应先将头发在软尺经过处向上下分开。

（3）读数与记录：读数时精确至 0.1cm。

（4）注意事项：幼儿头围应连续测量 2 次，2 次的测量误差应不超过 0.4cm。

**小活动**

每 4 人组成一个学习小组，互相量取同学的身高、体重、头围，观察讨论同伴的操作要点是否正确，如不正确，请进行纠正。

### 5. 胸围

胸围是经乳头绕胸一周的长度，其增长规律是出生时头围比胸围大 1 ～ 2cm，到第一年末，头围和胸围相等，以后胸围超过头围。1 岁至学龄前期胸围超过头围的厘米数约等于测量者年龄减 1。胸围的大小与肺、胸廓的发育密切相关，是衡量胸廓、胸背肌肉、皮下脂肪、肺的发育程度的重要指标。

（1）测量工具：无伸缩性的软尺（使用前应校正）。

（2）测量方法：3 岁以下婴幼儿取卧位或立位，3 岁以上取立位。测量者左手拇指固定软尺零点于婴幼儿一侧乳头下缘，右手持软尺贴胸壁，经同侧腋下、肩胛下角下缘、对侧腋下、对侧乳头回至零点。

（3）读数与记录：读取与零点交叉处的刻度，精确至 0.1cm。

（4）注意事项：连续测量 2 次，取平静呼气末、吸气末的平均值。

### 6. 上臂围

上臂围是指上臂中间的周长，其增长规律是 1 岁内增长迅速，以后增长减慢。上臂围体现上臂骨骼、肌肉、皮下脂肪的发育状况。

（1）测量工具：无伸缩性的软尺（使用前应校正）。

（2）测量方法：婴幼儿裸露整个手臂，手臂自然下垂或平放。测量者位于婴幼儿左侧，固定软尺零点于左臂肩峰至尺骨鹰嘴连线的中点，自然贴近皮肤绕臂一周。

（3）读数与记录：读取与零点交叉处的刻度，精确至 0.1cm。

（4）注意事项：连续测量 2 次，2 次的测量误差应不超过 0.4cm。

7. 囟门

囟门是指婴幼儿颅骨接合不紧所形成的骨间隙，有前囟、后囟之分。

前囟为额骨和顶骨之间形成的菱形间隙。婴儿出生时，前囟对边间隙为0.6～3.6cm，出生后6个月，随头围的增长而增大。婴儿6月龄后，前囟逐渐骨化而变小，一般在1～1.5岁闭合，个别婴幼儿可延至2岁左右闭合。严重脱水或营养不良者，会出现前囟凹陷的现象。后囟为顶骨与枕骨的骨缝构成的三角形间隙。婴儿出生时，后囟很小或已闭合，未闭合者一般在出生6～8周后即闭合。

8. 牙齿

托幼机构婴幼儿体格发育测量

出牙为正常的生理现象，与蛋白质、钙、磷、氟、维生素C和维生素D等营养素及甲状腺激素密切相关。婴儿出生时，牙齿尚未萌出，但乳牙已经完全骨化。乳牙萌出时间个体差异性很大，第一颗乳牙在6～7月龄萌出。临床上通常将12月龄仍未萌出乳牙者定义为出牙延迟。甲状腺功能减退、严重营养不良或佝偻病等都可能导致牙齿生长异常。

## （二）体格生长评价的内容

婴幼儿体格生长评价是以正常婴幼儿体格生长数据为标准，来评价个体或群体婴幼儿体格生长所处水平及其偏离标准值的程度。体格生长评价的内容包括生长水平、生长速度和匀称度等。

1. 生长水平

生长水平是指将某一年龄点所获得的某一项体格生长指标测量值（比如身高或体重等）与参考人群值比较，得到该婴幼儿在同质参考人群中所处的位置，即为此婴幼儿该项体格生长指标在此年龄的生长水平，通常以等级表示某结果。

**知识链接**

### 儿童生长标准

儿童体格生长评价需要正确选择和使用儿童生长标准或生长参考值。目前常用世界卫生组织儿童生长标准，以及中国9城市儿童生长参考值。

1. 世界卫生组织儿童生长标准

1997—2003年，世界卫生组织在巴西、加纳、印度、挪威、阿曼和美国6个国家进行研究，获得5岁以下儿童的生长数据，包括0～24月龄母乳喂养婴儿的纵向生长数据以及18～72月龄儿童的横断面调查数据。研究发现，在营养及生活环境良好时，不同种族的儿童在5岁以前的生长状况相似。世界卫生组织于2006年公布了5岁以下儿童生长标准，适用于世界不同地区。

2. 中国儿童生长参照标准

中国9城市儿童体格生长调查始于1975年，每10年在北京、哈尔滨、西安、上海、南京、武汉、广州、福州和昆明等9城市进行一次。中国9城市2015年儿童生长参照值显示，5岁以下儿童生长标准略高于世界卫生组织儿童生长标准。

资料来源：杨月欣，葛可佑．中国营养科学全书：下册［M］．2版．北京：人民卫生出版社，2019：1 122．

#### 2. 生长速度

生长速度是指对某一单项体格生长指标定期连续测量，将获得的该项指标在某一年龄阶段的增长值与参照人群值比较，得到该婴幼儿该项体格生长指标的生长速度。如每个月的体重增长值、每一年的身高增长值等。

将定期测量所得的婴幼儿体格生长数值标记在生长标准图上，可获得该婴幼儿的生长曲线。定期体检是生长速度评价的关键，以生长曲线表示生长速度最简单，也最直观。

#### 3. 匀称度

匀称度可以综合评价婴幼儿的体格生长情况，包括体型匀称度和身材匀称度。体型匀称度为人体各部分之间的比例和相互关系，常用的指标为体质指数（BMI）。身材匀称度为坐高 / 身高或躯干 / 下肢，可帮助判断婴幼儿内分泌及骨骼发育异常等疾病。

### （三）体格生长评价的方法

婴幼儿体格生长评价的常用方法包括标准差法（离差法）、Z评分法、百分位数法、曲线图法和简化的评价方法等。

#### 1. 标准差法（离差法）

标准差法（离差法）是目前评价婴幼儿生长发育最常用的方法。它是将个体或群体婴幼儿的发育数值与作为标准的均值（$\overline{X}$）及标准差（$s$）比较，以评价个体或群体婴幼儿发育状况的方法。

标准差法适用于正态分布状况，用标准差与均值相离的位置远近划分等级，一般以$\overline{X} \pm 2s$为正常范围。各国学者所分等级不尽相同，一般分为3个等级、5个等级或6个等级。

标准差法的优点是列表简单、计算方便；缺点是非正态分布的数据易出现小的偏差。

### 2. Z 评分法

Z 评分法是利用统计学方法，将标准差法进行量化的一种方法。它是将某指标的个体测量值与参考人群该指标平均数（或中位数）进行比较，其差值相当于参考人群该指标标准差的倍数。

用 Z 评分法所得的指标是围绕 0 点线上下波动的。0 表示个体测定值处于参考人群平均水平；正数表示个体测定值高于参考人群平均水平；负数表示个体测定值落后于参考人群平均水平。Z 分在 −1 至 1 之间为中等，在 1 至 2 之间为中上等，在 −1 至 −2 之间为中下等，大于 2 为上等，小于 −2 为下等。

Z 评分法的优点是可用于不同质人群间的比较，结果较精确；缺点是计算麻烦，故多用于科研工作。

### 3. 百分位数法

百分位数法是将某指标的个体测量值与参考人群某指标的某些百分位点数据进行比较后再进行区间分级。一般以 3 ～ 97 百分位数为正常范围，并制成表格或曲线图供临床使用。

以第 50 百分位数（P50）为中位数，其余百分位数为离散距，以此来划分婴幼儿体格生长的等级。常用的百分位数等级有第 3、第 10、第 25、第 50、第 75、第 90 和第 97 百分位，也有用第 3、第 20、第 50、第 80 和第 97 百分位划分者。其中 P50 相当于离差法中的均值；P3 相当于离差法中的均值减两个标准差；P97 相当于离差法中的均值加两个标准差。P3 ～ P97 包括了全部样本的 95%，属正常范围。低于 P20 为“低”，P20 ～ P80 为“中”，高于 P80 为“高”。

百分位数法的优点是可用于非正态分布数据；缺点是计算复杂，所需表格远远大于标准差法的表格。

### 4. 曲线图法

曲线图法是将参考人群某指标的各个年龄段 Z 评分的数值或者百分位数的数值用统计学方法拟合为平滑曲线，形成某指标 Z 评分曲线图或百分位数曲线图（见图 2－3）。

在评价婴幼儿生长状况时，可将个体某指标多个时点测量值按照对应年龄（月龄）连续地标记在曲线图上，并连成一条曲线，与标准曲线相比较，即可看出该婴幼儿的生长水平、生长速度及匀称度。

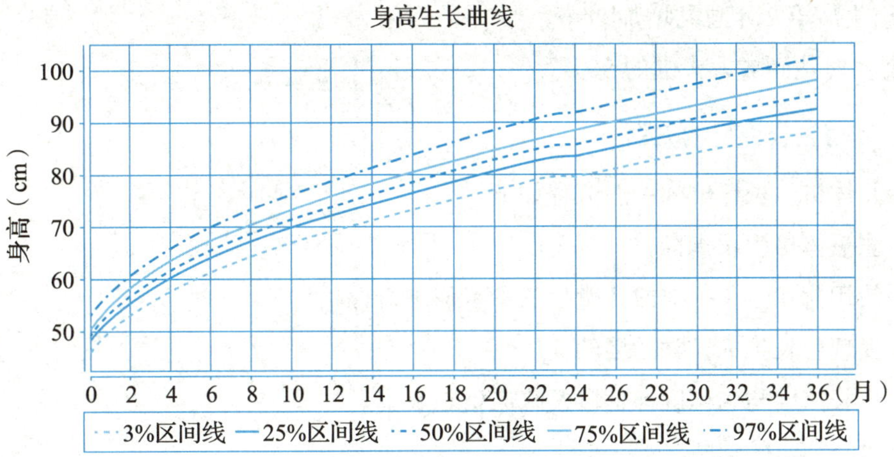


图 2－3　某婴幼儿的身高百分位数曲线图

曲线图法的优点是直观、形象，不仅能准确、快速地反映婴幼儿的生长状况，还能通过连续追踪来获得婴幼儿的生长轨迹，从而能够及时发现婴幼儿生长偏离现象，特别适于临床医师及儿童保健医师使用。

5. 简化的评价方法

婴幼儿体格生长的个体差异非常显著，故结合生长曲线对生长水平、生长速度及匀称度进行综合评价非常重要。但当无法获得参数表或生长曲线进行评价时，可根据婴幼儿体格生长的一般规律进行初步评价。

（1）健康足月婴儿的体重增加应达到以下标准：

1）出生后前 3 个月内每周增加 200g。

2）3 ～ 6 个月每周增加 130g。

3）7 ～ 9 个月每周增加 85g。

4）10 ～ 12 个月每周增加 75g。

出生后 3 ～ 4 个月的体重是出生时体重的 2 倍，12 个月时是出生时体重的 3 倍，24 个月时是出生时体重的 4 倍。

（2）健康婴幼儿的身高应达到以下标准：

1）出生后第 1 年增加 25cm。

2）出生后第 2 年增加 12cm。

3）2 ～ 6 岁每年增加 6 ～ 7cm。

（3）健康婴幼儿的头围应达到以下标准：

1）出生后第 1 年每月增加 1cm。

2）出生后第 2 年总共增加 2cm。

3）2 岁时达到成人头围的 80%。

### （四）体格生长评价的流程

婴幼儿体格生长评价的一般流程如下：

（1）测量体格生长指标。

（2）使用儿童生长标准或儿童生长参考值进行评估。

（3）发现生长指标异常的婴幼儿。

（4）生长速度与匀称度评估以及临床资料收集。

（5）给予初步的诊断。

（6）有针对性地进行实验室检查或转诊，获得病因诊断。

### （五）体格生长评价结果的解释

婴幼儿的体格生长评价结果解释应考虑遗传和环境因素的影响。因人体测量仅为粗略的评价方法，故给出结论时应谨慎，需避免过度解释测量资料或将评价结果等同于临床诊断。定期、连续测量很重要，当观察到婴幼儿稳定地沿着自己的“轨道”生长时，即使低于参照人群的生长水平，亦无须太过担心。

婴幼儿体格生长评价结果应结合临床表现、实验室检测等进行综合判定。

## 二、膳食调查

膳食调查是获取调查对象在一定时间内通过膳食所摄取的能量和各种营养素的数量和质量，以此来评定调查对象的营养需求得到满足的程度。通过膳食调查，可以了解婴幼儿的喂养情况、饮食行为、食物偏好以及所摄入的能量和各种营养素的水平，是全面、合理评价婴幼儿营养状况的基础。

婴幼儿膳食调查包括膳食摄入信息的获取和膳食状况的评价。

### （一）膳食调查方法

#### 1. 称重法

称重法是使用各种测量工具对某一饮食单位（托幼机构食堂等）或个人在一天中消耗的各种食物量进行称重的一种膳食调查方法，适用于家庭、个人及特殊人群的膳食调查。此方法多用于科研，如调查肥胖症、营养不良等的患儿的膳食结构及对婴幼儿整体膳食水平进行调查等。

（1）优缺点。

称重法的主要优点是能够准确地称量食物的分量，获得可靠的食物摄入量，是个体膳食调查较理想的方法。其缺点是反复称重可能会干扰被调查对象正常的饮食习惯，增加被调查对象的负担。

（2）实施步骤。

1）准备称量工具。称量工具主要包含秤和盛放食物的容器，准备时应该先把所用的容器在空的状况下的重量称出来，并用记号笔标注在容器外面。

2）准备当天的食谱。打印出带食品名称和食材名称的食谱，主要用来登记称重法所需要的可食量、熟后量、剩余量，以及各年龄段用餐人数。

3）称重记录。

A. 可食量的称法。

可食量是指每种食材可以被加工和食用部分的重量，以 kg 为单位。

称法一：直接称。去除不用部分后，将可以食用的部分放在容器里称，减去容器的重量后就是可食量，如直接称取土豆去皮后的重量。

称法二：总重量减去不能食用部分的重量。例如想要得出香蕉的重量，可以和包装箱一起称重量，得到重量 $a$，将丢弃的香蕉皮收集到装香蕉的包装箱里称重，得到重量 $b$，那么香蕉的可食量 = $a-b$。

称法三：估算。有些食材，比如排骨、整鸡等，废弃量不容易收集，那么可以称出它的总重量，再乘以该食材的食部（比如鸡的平均食部是 66%），就可估算出该食材的可食量。

B. 熟后量的称法。

熟后量是指一种或几种食材汇合在一起加工成一种食物后，该食物的总重量，以 kg 为单位。

称法：将食物放在容器内称，减去容器的重量，就是熟后量，如果需要放在不止一个容器里（比如放在几个容器里蒸出来的饭），那么总熟后量就是几个分熟后量加起来的总量。

C. 剩余量的称法。

剩余量是指每餐结束后，没有吃完的每种食物各自汇总在一起的重量，以 kg 为单位。

称法：将剩余食物收集，并各自汇总，然后再进行称量。

4）登记用餐人数。

汇总各年龄段婴幼儿用餐人数。在托幼机构中，一般按照 2 ～ 3 岁、3 ～ 4 岁、

4～5岁、5～6岁等进行年龄阶段划分。

5）计算分析。

在登记好可食量、熟后量、剩余量和各年龄段用餐人数等数据后，根据以下公式计算人均食用量，也可以将数据输入相关软件进行分析计算。

$$人均食用量（g）=\frac{\frac{可食量（kg）}{熟后量（kg）}\times[熟后量-剩余量（kg）]}{用餐人数}\times 1\,000$$

### 2. 记账法

记账法常用于托幼机构中的膳食管理。它是指调查员记录一定时期内托幼机构食堂的食物消费总量，通过查看食物消费量记录，并根据同一时期进餐人数，计算平均每人每日各种食物的摄入量，进而推算食物所提供的营养素摄入量。这种方法可以调查较长时间的膳食情况，如1个月或更长。

（1）优缺点。

记账法的优点是操作较简单、所需费用低、耗费人力少，托幼机构的工作人员经过短期培训就可以掌握这种方法。其缺点是调查结果只能得到集体人均食物和营养素摄入量，难以分析婴幼儿个体膳食摄入状况。

（2）实施步骤。

1）食物消费量记录。开始调查前称量托幼机构食堂库存的食物，然后详细记录每日购入的各种食物和每日各种食物的废弃量。

2）进餐人数登记。记录每日每餐进食人数，然后计算总人数。与此同时，还要了解进餐人员的性别、年龄等。对于有伙食账目的托幼机构食堂，可查阅过去一定时间内食堂的食物消费量，并根据同一时期的进餐人数，计算每人每日各种食物的摄入量，再按照食物成分表或借助相关软件计算这些食物所提供的能量和营养素的数量。

## （二）膳食调查结果的评价

### 1. 个体婴幼儿的膳食调查结果评价

（1）婴幼儿食物摄入状况和食物结构的评价。

将膳食调查所获得的婴幼儿消耗的各种食物按照分类规则进行分类，计算婴幼儿平均每天各类食物的摄入量；再将此食物量与推荐的同年龄、同性别婴幼儿的每日各类食物适宜摄入量进行比较，据此评价膳食合理性。

2022年，中国营养学会妇幼营养分会颁布了《中国7～24月龄婴幼儿平衡膳食宝塔》和《中国学龄前儿童平衡膳食宝塔》，如图 2－4 和图 2－5 所示。

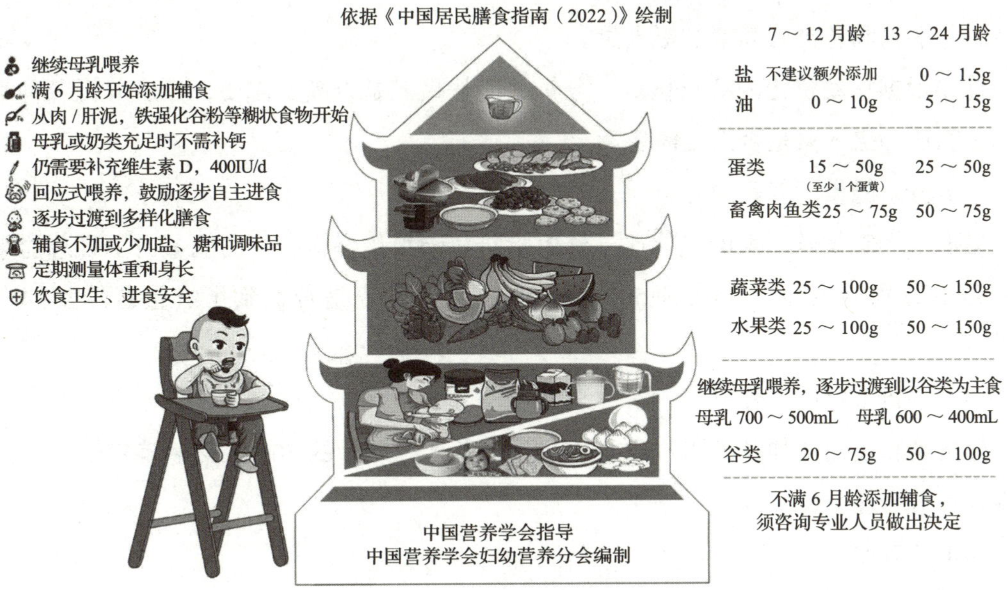


图 2－4　中国 7 ～ 24 月龄婴幼儿平衡膳食宝塔

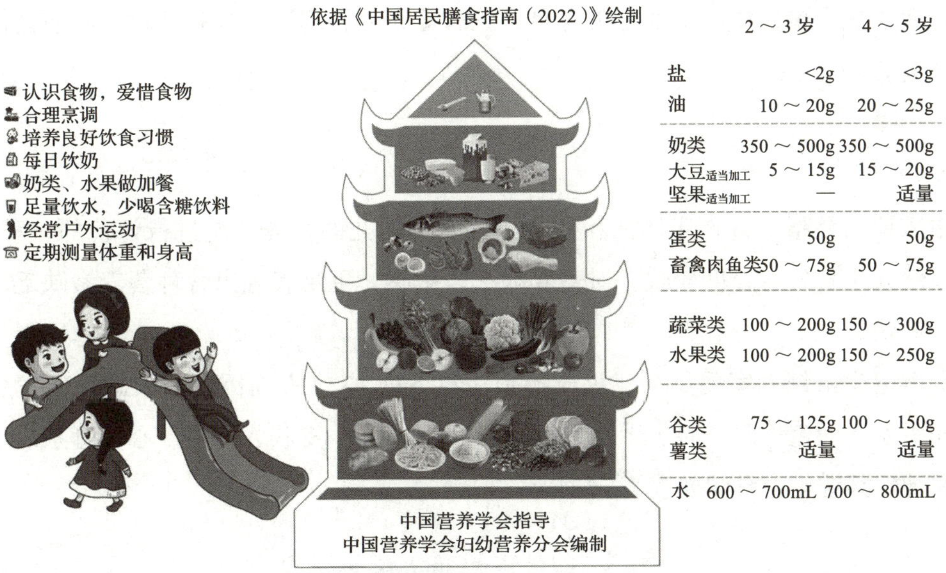


图 2－5　中国学龄前儿童平衡膳食宝塔

（2）婴幼儿膳食营养素摄入水平的评价。

根据食物成分表中各种食物的能量及营养素的含量，计算出婴幼儿平均每天能量及营养素的摄入量；再将此摄入量与同年龄、同性别婴幼儿的膳食营养素参考摄入量进行比较，据此评价婴幼儿的膳食营养状况。

2. 托幼机构膳食的调查结果评价

（1）能量和各类营养素的摄入量。

首先根据托幼机构的餐点设置，分析总能量摄入是否满足需要，然后分析各种维生素和矿物质的摄入量是否满足需要。

（2）分析能量营养素的分布。

根据三大宏量营养素的供能比，分析脂肪和碳水化合物产生的能量占全日总能量的比例是否分别为 30% ～ 35% 和 50% ～ 65%，然后确定是否达到了宏量营养素的合理分布。

（3）分析蛋白质的分布。

分析动物蛋白质加豆类蛋白质是否达到了总蛋白质量的 50%，然后确定优质蛋白质的摄入是否合理。

（4）三餐比。

早餐、午餐和晚餐占全日能量的比重是否分别达到了 30%、40% 和 30%。

根据以上结果分析食谱安排是否合适、能量是否需要调整、3 种宏量营养素的配比是否合适、优质蛋白质的来源是否充足、三餐分布的合理性，并就此提出相应的问题及解决方案。

## 三、临床评估

临床评估是指通过临床体征和症状检查对婴幼儿的营养状况进行评价的一种方法。由于婴幼儿生长发育速度较快，对营养缺乏较敏感，更易表现出各种营养素缺乏的临床体征和症状。

世界卫生组织专家委员会建议应特别注意下列 13 个方面因营养素缺乏而发生的变化，即头发、面色、眼、唇、舌、齿、龈、面（水肿）、皮肤、指甲、心血管系统、消化系统和神经系统等，具体如表 2－3 所示。

表 2－3　营养缺乏病的临床表现

| 检查部位 | 临床征象 | 可能的营养不足 |
|---|---|---|
| 全身 | 低体重、生长迟缓<br>水肿、活动水平下降 | ↓能量<br>↓蛋白质 |
| 头发 | 发色改变、干枯、易断 | ↓蛋白质 |

续表

| 检查部位 | 临床征象 | 可能的营养不足 |
|---|---|---|
| 皮肤（全身） | 干燥、角化<br>日光性、压力性、外伤性皮炎<br>水肿<br>瘀斑、紫癜<br>外阴、阴囊皮炎<br>全身性皮炎 | ↓维生素 A<br>↓烟酸<br>↓蛋白质<br>↓维生素 C<br>↓核黄素<br>↓锌、必需脂肪酸 |
| 皮肤（面部） | 口周、肛周红疹<br>鼻唇沟脂溢性皮炎<br>满月脸、广泛性色素脱失 | ↓锌<br>↓核黄素<br>↓蛋白质 |
| 皮下组织 | 丰满<br>菲薄 | ↓能量<br>↓能量 |
| 指甲 | 勺形、反甲 | ↓铁 |
| 眼睛 | 结膜干燥、角膜软化、毕脱斑<br>角膜周围充血 | ↓维生素 A<br>↓核黄素 |
| 唇 | 口角炎<br>口角干裂 | ↓核黄素、铁<br>↓ B 族复合维生素 |
| 龈 | 肿胀、充血<br>齿龈发红 | ↓维生素 C<br>↓维生素 A |
| 牙齿 | 龋齿<br>着色<br>牙釉质斑点、凹凸不平<br>牙釉质发育不全 | ↓氟<br>↓铁剂<br>↓氟<br>↓维生素 A、维生素 D |
| 舌 | 舌炎 | ↓烟酸、叶酸、核黄素、维生素 $B_{12}$ |
| 骨骼 | 软骨症<br>颅骨软化、方颅、骨骺增宽<br>骨压痛 | ↓维生素 C、维生素 D<br>↓维生素 D<br>↓维生素 C |
| 肌肉 | 肌肉质量下降<br>小腿疼痛 | ↓蛋白质、能量<br>↓维生素 $B_1$ |
| 神经系统 | 眼肌麻痹<br>反射减弱<br>共济失调、感觉丧失 | ↓维生素 $B_1$、维生素 E<br>↓维生素 E<br>↓维生素 $B_{12}$、维生素 E |
| 内分泌及其他 | 甲状腺功能减退<br>糖不耐受<br>味觉改变<br>伤口愈合延迟 | ↓碘<br>↓铬<br>↓锌<br>↓维生素 C、锌 |

资料来源：中华医学会儿科学分会. 儿童保健与发育行为诊疗规范［M］. 北京：人民卫生出版社，2015：304–305.

需要注意的是：（1）体检中发现的许多体征的病因并不唯一，如维生素C缺乏并非皮下出血的唯一原因，凡可影响毛细血管脆性的疾病均可形成这种表现。（2）多种营养素缺乏往往同时存在，发现某一种营养素缺乏表现时，应考虑是否伴有其他营养素缺乏的可能。

## 四、实验室检查

实验室检查是借助生化、生理等手段评价婴幼儿营养状况的一种方法。

### （一）蛋白质的营养状况评价

#### 1. 血浆（清）蛋白

血浆（清）蛋白的浓度是评价蛋白质营养状况常用的生化指标，其中，前白蛋白和转铁蛋白可以快速反映机体蛋白质的营养状况。

当蛋白质营养不良时，前白蛋白浓度迅速下降，参考值为250～500mg/L。150～250mg/L为轻度缺乏；100～150mg/L为中度缺乏；≤100mg/L为重度缺乏。

转铁蛋白的参考值为2～4g/L。1.5～2g/L为轻度缺乏；1～1.5g/L为中度缺乏；小于等于1g/L为重度缺乏。需要注意的是，转铁蛋白容易受到一些因素的影响，所以要结合其他指标加以综合考量。

#### 2. 尿羟脯氨酸

尿羟脯氨酸指数是用来评价婴幼儿蛋白质营养状况的生化指标，其公式为：

尿羟脯氨酸指数＝尿羟脯氨酸（μmol/L）×体重（kg）÷尿肌酐（μmol/L）

3月龄至6岁婴幼儿，尿羟脯氨酸指数大于2.0为正常，1.0～2.0为轻度缺乏，小于1.0为严重缺乏。

### （二）脂肪的营养状况评价

通过测定血液中二十碳三烯酸与花生四烯酸的比值，可评价婴幼儿必需脂肪酸的营养状况。当比值大于0.2时，可认为必需脂肪酸不足；比值大于0.4时，可认为必需脂肪酸缺乏，并可能出现临床症状。

### （三）钙的营养状况评价

24小时尿羟脯氨酸与肌酐的比值可作为评价钙营养状况的指标之一。

### （四）铁的营养状况评价

#### 1. 血清铁蛋白和血红蛋白

血清铁蛋白是血液中储存铁的一种蛋白质，其含铁量可反映婴幼儿铁的营养状况。

按照世界卫生组织《缺铁性贫血的预防评价与控制指南》的界定标准，5 岁以下婴幼儿的临界值是 12μg/L。

血红蛋白的含铁量是诊断贫血最常用的指标，我国婴幼儿血红蛋白临界值为：0.5 ～ 5 岁婴幼儿 110g/L，5 ～ 6 岁幼儿 115g/L。

2. 平均红细胞容量和血细胞分布宽度

平均红细胞容量反映整体红细胞体积的大小；血细胞分布宽度是反映周围红细胞大小异质性的参数。缺铁性贫血的特征性改变为低平均红细胞容量和高血细胞分布宽度。

3. 网织红细胞血红蛋白含量

网织红细胞血红蛋白含量可以灵敏地反映婴幼儿血红蛋白的合成状况。研究显示，当以骨髓铁染色作为金标准时，网织红细胞血红蛋白含量比血红蛋白、平均红细胞容量和血细胞分布宽度更能反映铁储存状况，是反映铁缺乏和缺铁性贫血最灵敏的指标。

### （五）碘的营养状况评价

尿碘量是评价碘摄入量的良好指标，摄入碘越多，尿碘量就越高。用 24 小时尿碘排出量来评价婴幼儿近期的碘营养状况能取得较好效果。

一次性随机尿检测指标常以尿碘与尿肌酐的比值来表示。世界卫生组织提示：当婴幼儿尿碘中位数小于 100μg/L 时，说明其碘营养不良。

### （六）脂溶性维生素的营养状况评价

1. 维生素 A 营养状况的测定

血清视黄醇适用于人群维生素 A 营养状况的评价，是诊断的金标准。

2. 维生素 D 营养状况的测定

血清 25-（OH）D3 的水平是评价维生素 D 营养状况的最佳指标，是维生素 D 缺乏和维生素 D 缺乏性佝偻病早期诊断的主要依据。

3. 维生素 K 营养状况的测定

维生素 K 营养状况的评价指标包括血清维生素 K 浓度、脱羧性血清维生素 K 依赖蛋白和尿 γ- 谷氨酸的水平。

### （七）水溶性维生素的营养状况评价

1. 维生素 $B_1$ 营养状况的测定

尿中维生素 $B_1$ 与肌酐含量比值可用于评定维生素 $B_1$ 的营养状况。

2. 维生素 $B_2$ 营养状况的测定

（1）红细胞维生素 $B_2$ 含量可以反映婴幼儿维生素 $B_2$ 的储存情况。目前认为，红细胞维生素 $B_2$ 含量大于 400nmol/L 或大于等于 150μg/L 为正常，小于 270nmol/L 或 100μg/L 为缺乏。

（2）尿中维生素 $B_2$ 与肌酐含量比值可用于评定维生素 $B_2$ 的营养状况。

3. 维生素 C 营养状况的测定

血浆维生素 C 的含量能反映婴幼儿维生素 C 的摄入情况，血浆总维生素 C 含量评价为：大于等于 4.0mg/L 为正常；2.0 ～ 3.9mg/L 为不足；小于 2.0mg/L 为缺乏。白细胞中维生素 C 的含量能反映组织中维生素 C 的储存情况。

**知识链接**

## 关于规范儿童微量元素临床检测的通知

国卫办医发〔2013〕29 号

各省、自治区、直辖市卫生厅局（卫生计生委），新疆生产建设兵团卫生局：

为规范医疗机构儿童微量元素临床检测，更好地维护广大儿童的健康权益，现就规范儿童微量元素临床检测有关工作通知如下：

一、根据儿童的临床症状，可以开展有针对性的微量元素检测，但要规范取血技术操作和保存流程，使用的仪器设备应当取得食品药品监管部门批准。非诊断治疗需要，各级各类医疗机构不得针对儿童开展微量元素检测。

二、不宜将微量元素检测作为体检等普查项目，尤其是对 6 个月以下婴儿。

三、地方各级卫生（卫生计生）行政部门要加强对辖区内各级各类医疗机构的监督管理。对违规开展儿童微量元素检测的医疗机构，依法依规处理。

国家卫生计生委办公厅

2013 年 10 月 18 日

资料来源：国家卫生计生委办公厅关于规范儿童微量元素临床检测的通知［EB/OL］.（2013-10-18）［2021-07-29］. https://www.nccl.org.cn/showNewsDetail?code=06&id=1 .

## 国家卫生健康委办公厅关于加强儿童微量元素检测监督执法工作的通知

国卫办监督函〔2021〕366 号

各省、自治区、直辖市及新疆生产建设兵团卫生健康委：

2013 年 10 月 18 日，原国家卫生计生委办公厅印发的《关于规范儿童微量元素临床检测的通知》（国卫办医发〔2013〕29 号）对儿童微量元素临床检测工作提出了明确要求，但医疗卫生机构开展儿童微量元素检测不规范的情况仍然存在。为进一步加强监督执法，现通知如下：

各级各类医疗卫生机构要按照诊疗规范、临床诊疗指南、临床技术操作规范和行业标准等要求，严格规范儿童微量元素检测工作，非诊断治疗需要不得针对儿童开展微量元素检测，不得将微量元素检测作为体检等普查项目。

地方各级卫生健康行政部门要加强对儿童微量元素检测的监督执法工作，对违反上述规定开展检测的医疗卫生机构和医务人员，依法依规严肃处理。

儿童健康检查服务技术规范

国家卫生健康委办公厅

2021 年 6 月 30 日

资料来源：国家卫生健康委办公厅关于加强儿童微量元素检测监督执法工作的通知［EB/OL］.（2021-07-12）［2021-08-03］. http://www.nhc.gov.cn/zhjcj/s3577/202107/613f18f709694624a00a779527e919df.shtml.

## 实践实训

一、结合婴幼儿体格生长评价常用指标，为仿真娃娃或真实婴幼儿进行体格生长发育测量，并对测量结果进行评价和解释。

二、分析托育机构一周膳食营养。

要求：根据给定的托育机构信息和一周营养食谱，将机构信息和一周营养食谱手动输入托幼机构膳食营养系统中，并生成营养分析表，对该托幼机构的膳食营养进行评价。

某托育机构婴幼儿信息和一周营养食谱

## 学习效果评价

| 评价内容 | 自我评价（达到打√，未达到画○） | 小组评价（达到打√，未达到画○） | 教师评价（达到打√，未达到画○） |
|---|---|---|---|
| 能够说出婴幼儿营养状况评估的方法 | | | |
| 能够为婴幼儿进行体格生长发育测量 | | | |
| 能够利用营养膳食软件分析托幼机构的营养食谱 | | | |
| 能够对婴幼儿营养状况评估的结果进行评价和解释 | | | |

## 项目小结

婴幼儿常见的营养性疾病主要包括营养缺乏病和儿童肥胖症，其中营养缺乏病包括蛋白质－能量营养不良、维生素缺乏病和微量元素缺乏病。各类营养性疾病都有不同的类型。究其原因，营养缺乏病的共性原因是营养摄入不足。摄入多样化的食物和加强饮食管理是营养缺乏病预防和治疗的关键。儿童肥胖症是指儿童体内脂肪积聚过多，体重按身高计算超过平均标准体重的20%，或者按年龄计算超过平均标准体重加两个标准差。饮食控制和饮食疗法是儿童肥胖症预防和治疗的关键。

婴幼儿营养状况评估的方法主要包括体格生长评价、膳食调查、临床评估和实验室检查等。各类评估方法各有优缺点。在实际的婴幼儿营养状况评估过程中，可综合运用多种方法对婴幼儿的营养状况进行评估，并综合考虑各种因素对评估结果进行解释。

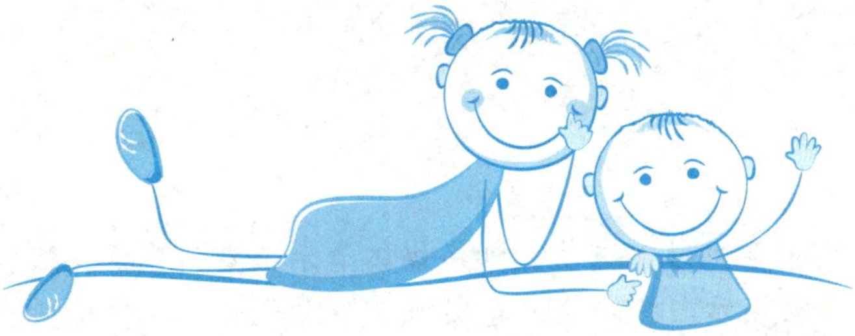

# 项目三　0～6月龄婴儿的喂养

## 学习目标

1. 掌握母乳喂养、人工喂养和混合喂养的方法。
2. 掌握母乳喂养、人工喂养和混合喂养的注意事项。
3. 掌握母乳喂养和人工喂养中常见问题的处理方法。

## 学习重难点

1. 母乳喂养、人工喂养和混合喂养的方法。
2. 母乳喂养和人工喂养中常见问题的处理方法。

## 学习方法

1. 在理解的基础上进行相关知识的深入学习和思考，进行实操模拟练习。
2. 充分利用网络资源，收集相关案例和视频资源。
3. 通过亲自实践，如到超市考察母乳喂养和人工喂养所需物品等，巩固所学知识。

**教学建议**

1. 教师综合运用多种教学方法，如多媒体演示、案例分析、编制婴儿喂养口诀、小组作业、实操演示与练习等，有实训条件的学校可让学生进行仿真模拟练习。
2. 教师可通过权威网站，如世界卫生组织、联合国儿童基金会、中国营养学会和中国疾病预防控制中心等权威机构的官网，扩充项目学习内容。
3. 教师运用各类平台开展混合式教学，采用“线上＋线下”教学方式，并强化过程性考核。

## 典型工作任务

在托育机构中，0～6月龄的婴儿需要进行母乳喂养。对于教师而言，需要指导母亲进行母乳喂养，以确保婴儿可以获得充足的乳汁。如果乳母或婴儿由于各种原因，无法进行母乳喂养，就需要采用人工喂养方式。教师一方面需要指导母亲进行人工喂养，另一方面还需要在机构中为婴儿进行人工喂养。若由于乳母乳汁不足或其他原因，可以为婴儿进行混合喂养。教师需要知道混合喂养的方法和注意事项等。

思考：作为婴幼儿教师，应如何指导母亲进行母乳喂养？

# 任务一　母乳喂养

## 一、母乳喂养的优点

母乳是母亲用于哺喂婴儿的乳腺分泌液。母乳喂养是指用母亲的乳汁直接喂养婴儿的方式和行为。0～6月龄婴儿完全依赖母乳满足所需全部液体、能量和营养需要的喂养方式称为纯母乳喂养。在此过程中，可以使用少量的营养素补充剂，如维生素D和维生素K。在喂养过程中，除母乳外，如果给予水或其他非营养液体，称为基本纯母乳喂养；如果以补充营养为目的给婴儿喂食了含有能量或宏量营养素的液体（如配方奶），则称为混合喂养。

## （一）母乳喂养对婴儿有益

### 1. 母乳包含婴儿需要的所有营养

女性在产后用自己的乳汁哺育婴儿，是人类经过长期进化后选择的哺乳子代的自然方式。研究发现，母乳营养素齐全，含有196种已知营养成分，能全面满足婴儿生长发育的需要。具体而言，人乳蛋白质品质优良，母乳中乳清蛋白多而酪蛋白少，易消化吸收；人乳含不饱和脂肪酸较多，如亚油酸、亚麻酸、花生四烯酸和DHA等，更利于满足婴儿大脑发育的营养需求；人乳中乳糖含量高，且以乙型乳糖为主，有利于脂类氧化和糖原在肝脏储存，并可促进肠内乳酸杆菌生长；人乳的钙磷比例为2∶1，利于钙的吸收；人乳含铁量较低，但吸收率极高，不易发生缺铁性贫血。研究表明，和纯母乳喂养的婴儿相比，非母乳喂养的婴儿出现严重营养不良的概率超过10%。

### 2. 母乳可提供生命最早期的免疫物质

母乳含有丰富的免疫物质，如T细胞、B细胞、巨噬细胞、slgA、乳铁蛋白等。这些免疫物质可以保护肠黏膜不受微生物侵害，还可以帮助婴儿调节免疫系统的平衡，最终建立起有益于婴儿健康成长的肠道微生态环境。研究表明，和纯母乳喂养的婴儿相比，非母乳喂养的婴儿死于肺炎的可能性是前者的15倍，死于腹泻的可能性是前者的11倍。

### 3. 母乳喂养可以减少婴儿过敏性疾病和成年后代谢性疾病

研究表明，母乳喂养的婴儿的过敏性疾病发生率远远低于非母乳喂养的婴儿。另外，母乳喂养的婴儿可减少成年后肥胖、高血压、高血脂、糖尿病、冠心病的发生率，有利于成年期代谢性疾病的预防。和纯母乳喂养的婴儿相比，配方奶喂养的婴儿在成年后身患糖尿病、心脏病、肥胖症等慢性疾病的概率更高。

## （二）母乳喂养对母亲有益

### 1. 增进母子感情

母乳喂养可使母子之间有亲密的接触，如拥抱、抚摸等，这样的亲密接触可以带给婴儿微妙、深刻的心理暗示和情感交流，使婴儿获得最大的安全感和情感满足。

### 2. 促进母体产后恢复

（1）哺乳有助于产妇子宫复原。

分娩后新生儿吸吮乳头的动作能够刺激催产素分泌，引起子宫收缩，减少出血，促进子宫恢复到孕前的大小，并减少产后并发症。哺乳产妇子宫的复原比非哺乳产妇更加迅速、彻底。

（2）哺乳有助于产妇体形恢复。

乳母的新陈代谢会改变，不用节食就能达到减肥的目的。研究表明，每天分泌母乳需要消耗的能量高达 500cal，坚持母乳喂养的母亲产后平均每月减重 0.44kg。

3. 保护母亲不受一些疾病的侵扰

母乳喂养对母亲的健康有利。研究表明，母乳喂养坚持 6 ～ 24 个月可以使乳母降低 25% 乳腺癌的患病概率，降低 11% ～ 25% 卵巢癌和子宫癌的患病概率；母乳喂养还可以使乳母身患糖尿病的风险降低 15%。坚持母乳喂养 12 个月或以上的乳母，身患高血压及心血管疾病的可能性大幅降低。

### （三）母乳喂养对家庭有益

母乳质高价廉，温度适宜，减少了母亲及家庭其他成员的劳动，还节省了消毒、奶瓶、奶粉所需要的经济消耗。另外，母乳喂养的婴儿较少患病，节省了婴儿的医药费用。

### （四）母乳喂养对社会有益

英国营养学家盖波丽儿 · 帕莫在《母乳喂养的政治学》中指出：“母乳是一项被普遍忽视的产品，但却在进口和医疗方面能够为一个国家节省大量费用。1982 年，莫桑比克政府的统计数据显示，假设该国奶粉喂养率上升 20%，在两年内将会使国家花费 1 000 万美元，而且这项预算还不包含燃料、运输以及医疗费用。该国还计算出来，用于烧开水的燃料将会吞噬掉整整一片森林。”可见，母乳喂养对社会也是有益的。

倡导母乳喂养也是贯彻落实党的二十大报告中提出的“深入开展健康中国行动”的重要举措。

总之，母乳喂养既是婴儿早期健康的保障，也对母亲的健康有益，还有巨大的经济意义和社会意义。国际母乳喂养行动联盟确定每年 8 月 1 日—7 日为“世界母乳喂养周”，鼓励全社会支持母乳喂养。

**知识链接**

#### 世界“母乳喂养周”历年主题

1992 年：医院一开始即友善地对待婴儿

1993 年：对母亲友善的工作场所

1994 年：母乳喂养：让守则生效

1995 年：母乳喂养：增强妇女的权力

1996 年：母乳喂养：护理的责任

1997 年：母乳喂养：自然的方式
1998 年：母乳喂养：最好的投资
1999 年：母乳喂养：终生教育
2000 年：母乳喂养：你的权利
2001 年：资讯时代的母乳喂养
2002 年：健康的妈妈和健康的宝宝
2003 年：母乳喂养——幸福的源泉
2004 年：健康的妈妈和健康的宝宝
2005 年：母乳喂养和家庭食物——关爱与健康
2006 年：守则观察：保护母乳喂养的 25 年
2007 年：母乳哺喂——第一个小时拯救 100 万个婴儿
2008 年：支持母乳喂养，获得人生第一块金牌
2009 年：紧急状态下的母乳喂养
2010 年：成功促进母乳喂养十条措施
2011 年：母乳喂养——倾听、诉说、分享
2012 年：回顾过去，展望未来——庆祝婴幼儿喂养全球战略发布 10 周年
2013 年：支持母乳喂养：贴近母亲
2014 年：母乳喂养：制胜一球，受益一生
2015 年：职场妈妈，“喂”爱坚持！
2016 年：母乳喂养是社会可持续发展的关键
2017 年：母乳喂养，共同坚持
2018 年：母乳喂养，生命之源
2019 年：助力父母，成功母乳喂养
2020 年：支持母乳喂养，守护健康地球
2021 年：保护母乳喂养，共同承担责任

## 二、母乳喂养的方法

### （一）产前准备

#### 1. 心理准备

从怀胎开始，孕妇和家人就应通过产前检查、咨询、孕妇教育等各种线上、线下形

式，充分了解和接受母乳喂养的知识。

（1）了解母乳的营养价值和母乳喂养的优点，消除怀疑，认识到母乳是婴儿最佳的食物。

（2）学习母乳喂养的方法与技巧，纠正错误方法，树立母乳喂养的信心。

（3）孕妇应认识到母乳喂养已成为婴幼儿生存、保护和发展的重要目标，也是人类为自己的未来与自身素质提出的目标。

（4）随着妊娠时间的推移、预产期的临近，孕妇应充满希望，以愉快、兴奋的心情迎接临产的到来。

（5）家人尽可能学习母乳喂养知识，达成一致，为母乳喂养提供支持。

### 2. 乳房和乳头准备

平坦和内陷的乳头不利于婴儿吸吮，孕妇应在怀孕后期通过乳头牵拉和伸展练习，着手进行纠正，以适应婴儿衔乳的需要。

（1）乳头牵拉练习：乳头短小或扁平者可用一只手托住乳房，另一只手的拇指和中指、食指抓住乳头轻轻向外牵拉，或将两拇指放在乳头两侧，左右挤动，再上下挤动，将乳头挤出。每日 1 次，每次重复 10 ～ 20 下。

（2）乳头伸展练习：乳头内陷者适用，将内陷的乳头清洗干净后，两拇指（或食指）平行放在乳头两侧，慢慢地由乳头向两侧外方伸展，牵拉乳晕皮肤和皮下组织，尽量使乳头向外突出，重复多次。随后再将两指分别放在乳头上下两侧，用同样的方法上下纵向牵拉，重复多次。每日 2 组，每组 5 分钟。与此同时，还可以借助乳头矫正器加以矫正。

需要注意的是，孕 37 周后才能做牵拉和伸展练习，因为刺激乳头会引起子宫收缩，可能会引发早产。一旦出现宫缩要立即停止练习。

### 3. 相关用品的准备

（1）哺乳用服装：便于哺乳的胸罩、哺乳内衣。

（2）乳垫：能吸收过量的母乳并将溢乳固定在内部，外侧是透气防水层，能保持文胸干爽。

（3）乳头保护罩：一方面，可以帮助乳头平坦或内陷的乳母让婴儿更好地吃到奶；另一方面，可以帮助乳头皲裂的乳母更好地保护受伤的乳头。

（4）吸奶器：分为手动吸奶器和电动吸奶器。它可以帮助乳母吸出多余的乳汁，避免涨奶现象的发生，也可以在乳头皲裂时使用，还可以在休完产假后上班时使用，以帮助乳母将乳汁挤出来。

知识链接

## 吸奶器怎么选

1. 考虑吸奶器的吸力。吸奶器并不是吸力强就可以了，最好能够细微地调整吸力。

2. 不同类型的吸奶器各有利弊。电动吸奶器吸奶速度快，但速度是设置好的，如果使用不当，很可能会造成乳腺疼痛。手动吸奶器吸奶速度慢，但是可以根据自己的需要调节速度。球形吸奶器没有针筒式吸奶器的吸力强，但针筒式吸奶器容易造成乳头疼痛。

3. 先试用，再购买。在婴儿出生前和刚出生时先不要着急购买，可以先从有闲置吸奶器的同事或朋友处借一个，洗净消毒后，在开奶时试用几次。如果同产房的妈妈刚好有不同类型的吸奶器，也可借来试用一下，不过用前用后一定要仔细清洗和严格消毒。试用之后再决定买与不买，或者决定买哪一种。

资料来源：吴光驰．0～3岁宝宝科学喂养全知道［M］．北京：中国纺织出版社，2013：38．

### （二）尽早开奶

分娩后给新生儿第一次哺乳称为“开奶”。初乳有助于婴儿肠道功能的发展，并能提供免疫保护，因此，产后应尽早开奶，坚持新生儿的第一口食物是母乳。让婴儿尽早反复吸吮乳头，是确保纯母乳喂养成功的关键。虽然产后乳房中可能没有足够的奶水，但也要尽量让婴儿吮吸乳房，尽早培养婴儿吮吸乳房的习惯，避免婴儿以后排斥乳母的乳房。

### （三）正确的喂哺技巧

#### 1. 哺乳前准备

对于乳母而言，哺乳前需要做的准备工作主要是清洁双手和乳头。需要注意的是，母乳喂养本身就是有菌喂养，乳母不必过度清洁乳头，只需用温开水浸湿软布进行清洁即可。

#### 2. 哺乳方法

（1）正确的喂哺姿势。

哺乳姿势有摇篮式、交叉摇篮式、紧抱式（足球式）和侧卧式。无论用何种姿势，都应让婴儿的头和身体呈一条直线，身体贴近乳母，婴儿的头和颈部得到支撑，婴儿贴近乳房，鼻子对着乳头（注意：以下哺乳姿势示意图均以左侧乳房为例）。

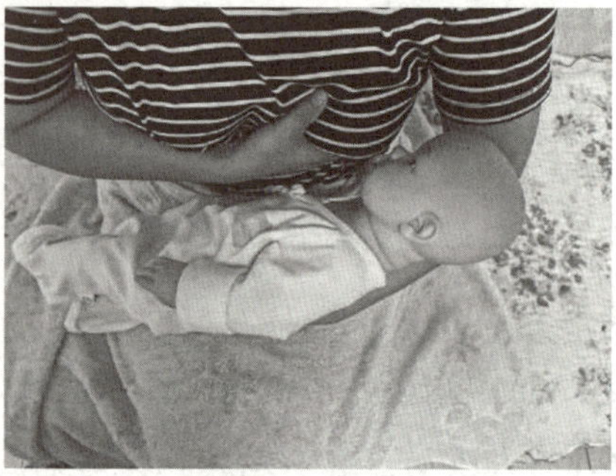

图 3－1　摇篮式哺乳姿势

1）摇篮式。

这是最传统的哺乳姿势，婴儿的头部倚靠在乳母左侧上肢屈曲的肘窝内，左手掌搂住婴儿的腰臀或大腿上部。婴儿右侧肢体夹在乳母臂下大约平腰部，婴儿腹部与乳母的腹部相贴。乳母的左手指呈“八”字形扶托左侧乳房，如图 3－1 所示。

2）交叉摇篮式。

乳母右手从下面握住婴儿的头枕部，手腕放在婴儿两肩胛之间，大拇指和其余四指张开分别贴放在婴儿头部两侧的耳后。乳母的右手指呈“八”字形扶托左侧乳房，如图 3－2 所示。这种哺乳姿势适用于吮吸困难的婴儿和出生低体重的婴儿。当婴儿能顺利吃上母乳后，就可以转换成其他常用姿势。

3）紧抱式（足球式）。

用枕头适当垫高婴儿达乳头水平，乳母左手臂支撑婴儿的头部和身体，左手掌托于婴儿头枕部，婴儿上身呈半坐卧姿势正对乳母前胸，将婴儿双腿向后夹于右侧腋下。乳母的右手指呈“八”字形扶托左侧乳房，如图 3－3 所示。这种哺乳姿势适用于胸部较大的母亲、乳头凹陷而非向外突出或扁平的乳母，以及剖宫产的乳母等。

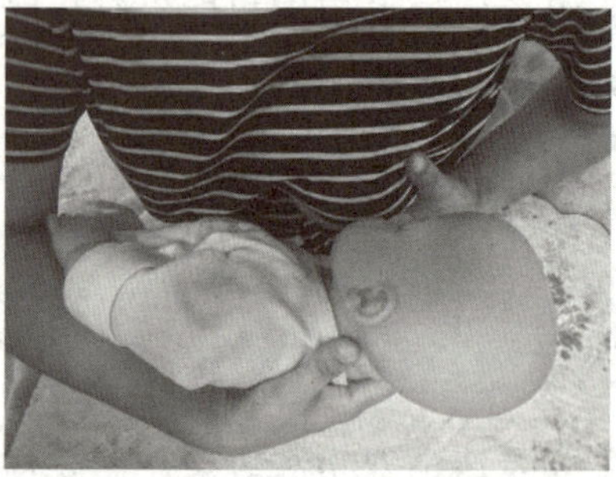

图 3－2　交叉摇篮式哺乳姿势

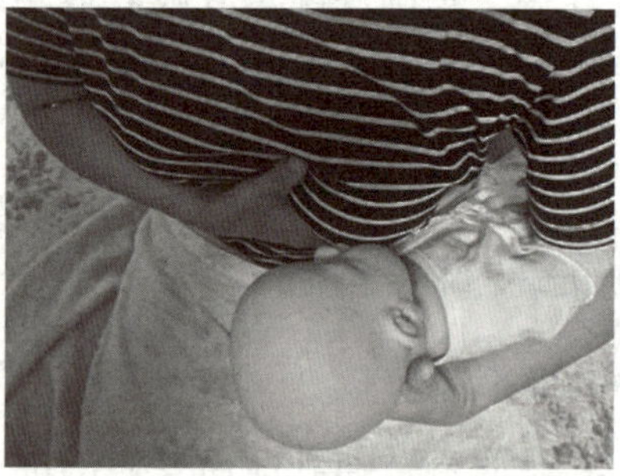

图 3－3　紧抱式（足球式）哺乳姿势

4）侧卧式。

乳母身体侧卧，头下垫枕头。婴儿侧身与乳母正面相对，母婴腹部相贴，婴儿嘴与乳母乳头处在同一平面。乳母的右手指呈“八”字形扶托右侧乳房，如图 3－4 所示。这种哺乳姿势适用于夜晚或者需要休息和剖宫产的乳母。

（2）正确的含乳姿势。

婴儿的下颌贴在乳房上，嘴巴张大，将乳头及大部分乳晕含在嘴中，婴儿下唇向外翻，婴儿嘴上方的乳晕比下方的多，如图 3－5 所示。婴儿慢而深地吸吮，能听到吞咽声，表明含接乳房姿势正确、吸吮有效。

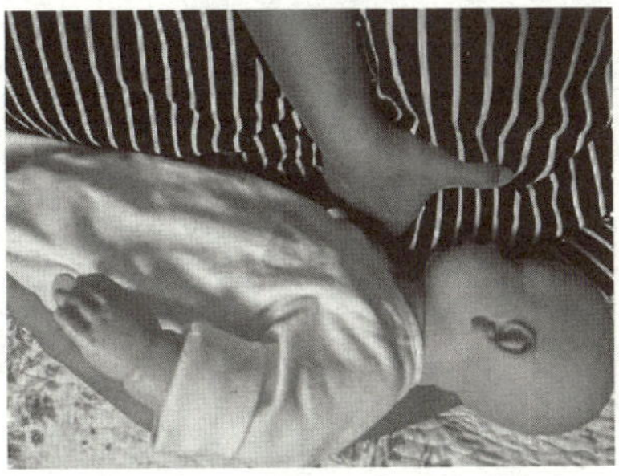

图 3－4　侧卧式哺乳姿势

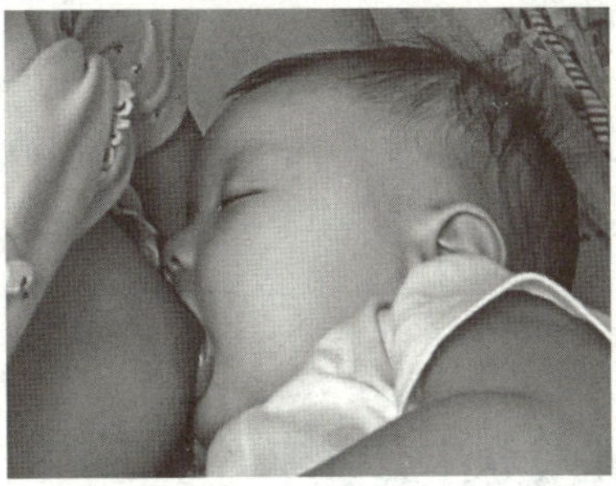

图 3－5　婴儿正确的含乳姿势

乳母可以通过以下方法帮助婴儿正确含接乳头：

1）用乳头碰碰婴儿的嘴唇，让婴儿的嘴张开；

2）婴儿的嘴张开后，将其抱在胸前，嘴放在乳头和乳晕上，婴儿的腹部正对自己的腹部；

3）如果婴儿吃奶位置正确，其鼻子和面颊应该接触乳房；

4）待婴儿开始用力吮吸后，应将婴儿的小嘴轻轻往外拉约 5 厘米，目的是将乳腺管拉直，有利于顺利哺乳。

### （四）哺乳次数

从最初母乳喂养开始就应坚持顺应喂养的原则，也就是说，母乳喂养应顺应婴儿胃肠道成熟和生长发育过程，从按需喂养模式向规律喂养模式递进。当婴儿饥饿时，一般会以哭闹来表示。由于饥饿而哭闹时，乳母就应及时进行喂哺。

需要注意的是，乳母不必强求喂奶次数和时间，一般每天可喂奶 6～8 次或更多，特别是 3 月龄以下的婴儿，哺乳的间隔时间、每天的次数和哺乳时间的长短，应视婴儿体质强弱和吸吮能力而定。

**知识链接**

## 如何判断母乳摄入量

婴儿摄乳量受多种因素的影响，但主要取决于婴儿自身的营养需要。母乳喂养时，不需要将乳汁挤出称重来估计婴儿的摄乳量，可通过观察婴儿的情绪或尿量来判断母乳摄入量是否充足。一般来讲，如果婴儿每天尿湿 5 ～ 6 个纸尿裤，就说明婴儿是能吃饱的。此外，可通过称重婴儿摄乳前后的体重来判断。婴儿的体格生长可明显反映婴儿的喂养状态，可通过婴儿生长发育情况来判定婴儿较长一段时期的摄乳量。定期测量身长、体重、头围，标记在 WHO 儿童成长曲线上，可判断婴儿的生长发育是否正常。只要婴儿生长发育正常，就说明其母乳摄入量足够。

资料来源：中国营养学会. 中国居民膳食指南：2016 [ M ]. 北京：人民卫生出版社，2016：196.

## 三、母乳喂养注意事项

### （一）不能进行母乳喂养的情况

#### 1. 母亲方面的疾病

乳母正接受化疗或放射治疗、患活动性肺结核且未经有效治疗、患乙型肝炎且新生儿出生时未接种乙肝疫苗及乙肝免疫球蛋白、HIV 感染、乳房上有疱疹、吸毒等情况，不宜母乳喂养。乳母患其他传染性疾病或服用药物时，应咨询医生，根据情况确定是否可以哺乳。

**知识链接**

### 做过乳房手术的妈妈能哺乳吗

对于做过乳房手术，如隆胸、缩胸及活检等的女性，同样可以母乳喂养。手术和恢复的程度不同，妈妈产奶的能力也不一样。检验产奶能力的唯一方法就是尝试。要多向医生咨询，并认真检查婴儿体重增加情况，这样才能确认自己产奶是否充足。如果不充足，可以补充一些配方奶。

资料来源：周忠蜀. 周忠蜀图解专业育儿 3：婴儿喂养与辅食添加（0 ～ 1 岁）[ M ]. 北京：中国人口出版社，2015：16.

#### 2. 婴儿方面的疾病

婴儿患有半乳糖血症和苯丙酮尿症时不能进行母乳喂养。

半乳糖血症是常染色体隐性遗传的先天性代谢疾病。患半乳糖血症的婴儿在出生时多正常，出生后不久开始出现呕吐、不吃奶、腹泻等症状，随后出现黄疸及肝肿大。若不能及时诊断而继续喂养乳类，将导致婴儿病情进一步恶化，在 2 ～ 5 周内发生腹水、肝功能衰竭、出血等终末期症状，尿检查有蛋白、管型。另外还有低血糖、智力发育不良、白内障等表现。因为奶和乳制品含有的乳糖是饮食中半乳糖的主要来源，所以患有这类疾病的婴儿不适合进行母乳喂养。

苯丙酮尿症属于常染色体隐性遗传病，是一种较常见的氨基酸代谢病，是由于苯丙氨酸羟化酶缺陷，不能将苯丙氨酸转变为酪氨酸，致使苯丙氨酸及其代谢物蓄积体内，从而严重干扰了脑细胞的正常代谢而引起的一系列身体功能异常。患有这种疾病的婴儿常见的症状为毛发枯黄、肤色暗淡，如不及时医治还会严重影响婴儿的智力发育。虽然母乳中的苯丙氨酸含量并不多，但还是会增加婴儿的负担。因此患有这类疾病的婴儿不能进行母乳喂养。喂养者可以用一些低苯丙氨酸的食物（如专为这类婴儿研制的无苯丙氨酸的奶粉和低苯丙氨酸的水解蛋白质等）喂哺婴儿。

### （二）两侧乳房要轮换喂奶

每次哺乳时应喂空一侧乳房后再喂另一侧，下次哺乳则从未喂空的一侧乳房开始。这主要基于以下两方面的考虑：

第一，在母乳喂养过程中，乳汁的分泌会经过3个自然阶段，每一阶段都各有其营养特点，营养成分是不同的。开始时的乳汁含有足够量的矿物质，就是人们所说的“灰奶”。当婴儿吸吮一会儿后，奶水变白，这是蛋白质和碳水化合物增多的表现。快要终了时，奶色白而稠，含有大量的脂肪。只有这3个阶段的乳汁都被婴儿食用了，才能保证合理的营养，而且这样做还能促进下一次乳汁的分泌。

第二，若每次只让婴儿吃一侧乳房的奶，或仅从另一侧乳房中吃少量的奶，则吃得少的那侧乳房乳汁的分泌量会逐渐减少，甚至停止分泌，这样会造成母亲两侧乳房大小不一的情况。

### （三）哺乳时保持安静

喂奶的时候应关掉电视、音响、手机等，家人也不要随意在婴儿身边走动，以保证婴儿在安静的环境中吃奶。这样可以让婴儿安心吃奶，在适宜的时间内获得足够的营养。

### （四）哺乳后要拍嗝

为了避免婴儿吃奶后出现溢奶现象，哺乳后应为婴儿拍嗝。拍嗝的具体方法为：一只手扶住婴儿，另一只手“五指并、手心空、下至上、力适中”，轻扣婴儿的上背，促使婴儿打嗝，如图3－6所示。同时要注意避免捂住婴儿的口和鼻，以利于婴儿呼吸。最好拍打婴儿脊椎的两侧，不要直接用力在脊椎上。如果几分钟后还是没有拍出嗝来，不用担心，继续喂奶即可，因为婴儿不是每次喂奶都会打嗝。等婴儿吃饱后再试着拍嗝，然后竖直抱起 10 ～ 15 分钟防止吐奶。当婴儿可以坐立时，基本就不需要进行拍嗝了。

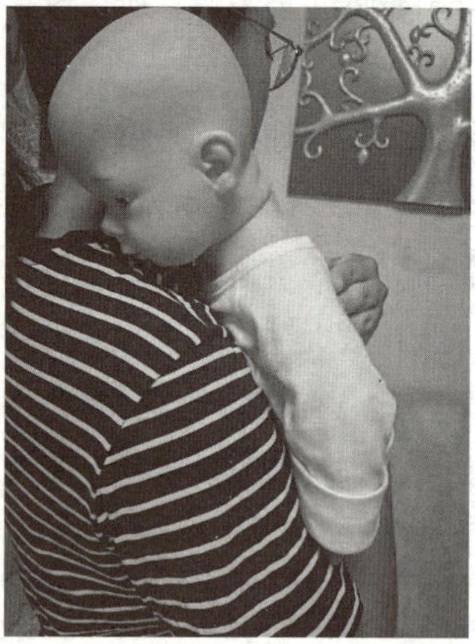

图 3－6　为婴儿拍嗝的姿势

## 四、母乳喂养常见问题

### （一）奶量不足

乳母泌乳不足综合征是母乳喂养失败最常见的原因，发生率约 5%。针对奶量不足的问题，可以首先通过婴儿的表现加以判定。婴儿母乳摄入不足的主要表现为大便延迟、尿量减少、黄疸早现、嗜睡、体重减轻超过 7% 等。若确因乳量不足影响婴儿生长，不要轻易放弃母乳喂养，可从以下几方面着手促进乳汁分泌。

1. 加强吮吸

实验证明，婴儿吃奶后，乳母血液中的催乳素会成倍增长。这是因为婴儿吮吸乳头，可促进乳母脑下垂体分泌催乳激素，从而增加乳汁的分泌。

2. 补充营养

乳母的膳食营养状况是影响乳汁分泌的重要因素。乳汁中的各种营养素都来源于乳母的体内，如果乳母长期处于营养不良的状态，自然会影响正常的乳汁分泌。选择营养价值高的食物，如牛奶、鸡蛋、蔬菜、水果等，同时多摄入一点汤水，对乳汁的分泌可起到催化作用。

3. 乳母保持良好的情绪

分娩后的乳母，在生理因素及环境因素的作用下，情绪波动较大，常常会出现情绪低迷的状态，这会制约母乳分泌。研究表明，乳母在情绪低落的情况下，乳汁分泌会急剧减少。因此，乳母应以轻松的心情喂奶，家庭其他成员也应主动分担相关的婴儿照料工作，使乳母保持良好的情绪状态。

### （二）乳头疼痛

母乳喂养第一周最常见的问题是乳头疼痛。当这种现象发生时，乳母应首先检查喂养方法是否恰当，哺乳姿势和婴儿含接乳头方式是否正确。一般来说，排除乳房的相关疾病，若喂养方法、哺乳姿势和婴儿含接乳头方式都正确，是不会出现乳头疼痛现象的。

如出现乳头疼痛的现象，乳母在哺乳前可以热敷乳房和乳头3～5分钟，同时按摩乳房以刺激排乳反射。哺乳时先在损伤轻的一侧乳房哺乳，以减轻对另一侧乳房的吸吮力。可以交替改变抱婴位置（一次为卧位，另一次则为坐位），使吸吮力分散在乳头和乳晕四周。喂哺结束等到婴儿放下乳头后再把婴儿抱离乳房。如果母亲因某种原因不得不中断喂哺时，可用食指轻轻按压婴儿下颏，温和地中断其吸吮。与此同时，可以挤出少量乳汁均匀地涂在乳头上，因为乳汁中丰富的蛋白质和抑菌物质对乳头表皮有保护作用，可防止乳头感染。若疼痛较严重，可以停止母乳喂养一两天，同时将母乳挤出喂养，以缓解乳头疼痛。

### （三）乳腺管阻塞和乳腺炎

乳腺管如果时常残留乳汁，说明可能出现了乳腺管阻塞，这通常发生在单侧乳房。其预防方法包括：频繁喂哺、变换不同喂哺姿势、避免太紧的衣服或趴睡而造成乳房局部压迫等。若发生乳腺管阻塞，乳母可通过以下途径加以缓解：喂哺前热敷和按摩乳房、喂哺中按摩肿块、让婴儿的下巴对准肿块的方向等，通常可在持续喂哺24～48小时后缓解。

乳腺炎可以由乳房过度充盈发展而来，也可由乳腺管阻塞而产生。乳腺炎分为非感染性和感染性两类。非感染性乳腺炎乳母的乳房局部皮肤有红肿、疼痛、发热等现象，但一般体温不高，无全身不适；感染性乳腺炎乳母的乳房局部出现红、肿、热、痛等现象，同时伴有发热和全身不适的症状。若乳母未形成脓肿则可继续喂哺，并设法将乳房排空。若已形成脓肿，就得暂停患侧乳房的喂哺，并进行相关治疗。

### （四）溢奶

婴儿胃容量较小，呈水平位置，且具有贲门括约肌松弛、幽门括约肌发育较好等消化道的解剖生理特点。因此，6月龄内的婴儿常常出现溢奶现象。另外，喂养方法不当导致吞入气体过多或过度喂养也会发生溢奶现象。

为了避免溢奶现象的发生，一方面，可以通过喂奶后拍嗝的方式加以缓解；另一方面，婴儿睡眠时宜采用右侧卧位，这样可预防睡眠时溢奶而致窒息。若经指导后婴儿溢奶症状仍无改善或体重增长不良，应及时就医。

### （五）母乳性黄疸

母乳性黄疸是指发生在健康足月或近足月的母乳喂养儿中，以未结合胆红素升高为主的高胆红素血症。母乳性黄疸婴儿一般生长发育良好，无任何临床症状，无须治疗，黄疸可自然消退，应继续母乳喂养。若黄疸明显，累及四肢及手足心，则应及时就医。如果血清胆红素水平大于 15 ～ 20mg/mL，且无其他病理情况，建议停喂母乳 3 天，待黄疸减轻后，再恢复母乳喂养。停喂母乳期间，母亲应定时挤奶，维持泌乳，婴儿可暂时用配方奶喂养。再次喂母乳时，黄疸会有反复，但不会达到原有程度。

### （六）母乳保存方法

母亲外出或母乳过多时，可将母乳挤出存放至干净的容器或特备的母乳储存袋中，妥善保存在冰箱或冰包中，不同条件下母乳储存时间如表 3－1 所示。食用母乳前用温水加热至 40℃左右即可喂哺。

表 3－1　吸出母乳的保存条件和允许保存时间

| 保存条件 | 允许保存时间 |
|---|---|
| 室温保存： | |
| 室温存放（20℃～ 30℃） | 4 小时 |
| 冷藏： | |
| 储存于便携式保温冰盒内（15℃以上） | 24 小时 |
| 储存于冰箱保鲜区（4℃左右） | 48 小时 |
| 储存于冰箱保鲜区，但经常开关冰箱门（4℃以上） | 24 小时 |
| 冷冻： | |
| 冷冻室（－15℃～ －5℃） | 3 ～ 6 个月 |
| 低温冷冻（低于 －20℃） | 6 ～ 12 个月 |

资料来源：中国营养学会．中国居民膳食指南：2016 [ M ]．北京：人民卫生出版社，2016：196.

0 ～ 3 岁托育机构的乳汁保存和解冻

特殊情况下母乳喂养指南

关于母乳喂养的误解与真相

### （七）断奶

断母乳俗称“断奶”。断奶并不是中断婴儿所有的乳类饮食，而是在停止母乳喂养后继续提供配方奶。按照世界卫生组织的建议，母亲可以在婴儿 2 岁或更大时断奶。断奶是一个循序渐进的过程，母亲应该为断奶设计一个日程表，一般需要用一个月的时间。这样做对婴儿和母亲来说都是有益的。需要注意的是，最好选择在春秋季断奶，而且要选择婴儿身体健康的时候进行。

最好的断奶方式是自然离乳，即随着婴儿吃奶次数的减少，逐渐用其他辅食代替，以实现断奶。在断奶过程中，要避免采取在乳头上涂抹刺激物、亲子隔离等方式强行快速断奶，也要避免因不忍心导致断奶半途而废的现象。

**小活动**

分组收集、整理母乳喂养常见的其他问题，并进行分享。

## 实践实训

一、两人一组，模拟母乳喂养的姿势，并进行相互指导。

二、结合小组收集、整理的母乳喂养常见问题，两人一组模拟母乳喂养常见问题咨询。

## 学习效果评价

| 评价内容 | 自我评价（达到打√，未达到画○） | 小组评价（达到打√，未达到画○） | 教师评价（达到打√，未达到画○） |
| --- | --- | --- | --- |
| 能够说出母乳喂养的优点 | | | |
| 能够实践母乳喂养的四种姿势 | | | |
| 能够针对母乳喂养的误区进行正确解读 | | | |
| 能够指导乳母进行母乳喂养 | | | |

# 任务二　人工喂养

由于婴儿患有某些代谢性疾病、母亲患有某些传染性或精神性疾病、母亲乳汁分泌不足或无乳汁分泌等原因，不能用纯母乳喂养婴儿时，就需要用配方奶进行人工喂养。

### 知识链接

#### 配方奶喂养存在的风险

配方奶喂养实际上对婴儿健康是有潜在危害的。因为配方奶在生产、调配和使用过程中可能被污染。这一点不仅在中国，在世界其他地区都有诸多例子可以证明。奶瓶、奶嘴的缝隙和沟回较多，不容易清洗和消毒，容易藏污纳垢、滋生细菌，增加婴儿腹泻风险。奶瓶、奶嘴的材质是人工合成物质，具有潜在的危险。研究表明，即使是在最卫生的、无菌的条件下调配的配方奶，也永远无法达到母乳的卫生标准，而且易使婴儿患感染性疾病、哮喘、脑膜炎、肥胖、糖尿病等。

资料来源：联合国儿童基金会. 关于母乳喂养你必须知道的 10 件事［EB/OL］.［2021-08-25］. https://www.unicef.cn/reports/10-things-you-must-know .

## 一、人工喂养需准备的物品

### （一）婴儿配方奶

婴儿配方奶是指以母乳的营养成分为依据，通过添加婴儿生长发育所必需的多种营养素，以调整动物乳（主要是牛乳或羊乳）营养成分的构成和含量，使其营养素含量尽可能接近母乳的一种食品。在所有可获得的代乳品中，婴儿配方奶是较为适合婴儿营养需要和消化、代谢特点的食物。

根据适用对象，婴儿配方奶可分为：早产儿配方奶、婴儿配方奶和较大婴儿配方奶，以及特殊医学用途配方奶。早产儿配方奶适用于胎龄小于 38 周出生的婴儿；婴儿配方奶则适用于胎龄在 38 周及以上足月产的一般健康婴儿；较大婴儿配方奶适用于满 6 月龄以后的婴儿；特殊医学用途配方奶是针对各种疾病状态或有特殊需要的婴儿设计的，如为苯丙酮尿症婴儿设计的低苯丙氨酸奶粉等。

根据配方中主要原料的含量和特征，婴儿配方奶可分为：乳基婴儿配方奶、豆基婴儿配方奶、水解蛋白配方奶、氨基酸配方奶、低乳糖和无乳糖配方奶等。大部分婴儿配方奶为乳基婴儿配方奶，适用于各种状况良好的健康婴儿；豆基配方奶适用于对牛奶蛋白过敏的婴儿；水解蛋白配方奶适用于牛奶蛋白过敏高风险的婴儿和胃肠道功能较弱的婴儿；氨基酸配方奶适用于严重乳蛋白过敏的婴儿；低乳糖和无乳糖配方奶适用于肠道乳糖酶活性暂时降低的婴儿。

### （二）奶瓶

按照材质的不同，奶瓶可分为玻璃奶瓶、塑料奶瓶、硅胶奶瓶、陶瓷奶瓶、不锈钢奶瓶、银离子奶瓶等。不同材质的奶瓶各有优缺点，喂养者可根据实际需要购买。

按照口径的不同，奶瓶可分为标准口径奶瓶和宽口径奶瓶。标准口径奶瓶的瓶口尺寸多为3.5cm，宽口径奶瓶的瓶口尺寸多为4.5cm。与标准口径奶瓶相比，宽口径奶瓶更方便加奶粉和清洗，建议喂养者选择宽口径奶瓶。

按照容量的不同，奶瓶可分为120mL、160mL、200mL和240mL等。建议喂养者购买一大一小两个奶瓶，大容量的奶瓶用来喝奶，小容量的奶瓶用来喝水。

#### 知识链接

#### 奶瓶的消毒方法

1. 煮沸消毒法。将奶瓶和其他喂奶工具放入一口深锅中，使其完全浸在水中，然后煮沸10～15分钟。

2. 消毒剂消毒。将奶瓶和其他喂奶工具放入一个大的容器中，加水盖过其高度，放入消毒剂（固体或液体均可），然后浸泡30分钟。

3. 蒸汽消毒机消毒。这是一种电动设备，只需加入水就可产生足够的蒸汽为奶瓶消毒，大约需要10分钟。

4. 微波消毒装置。这是一种特别设计的、可放入微波炉的蒸汽装置。消毒大约需要5分钟。需要注意的是，使用前必须先确定奶瓶和其他工具是否可以用微波消毒。

资料来源：周忠蜀．周忠蜀图解专业育儿3：婴儿喂养与辅食添加（0～1岁）[M]．北京：中国人口出版社，2015：67．

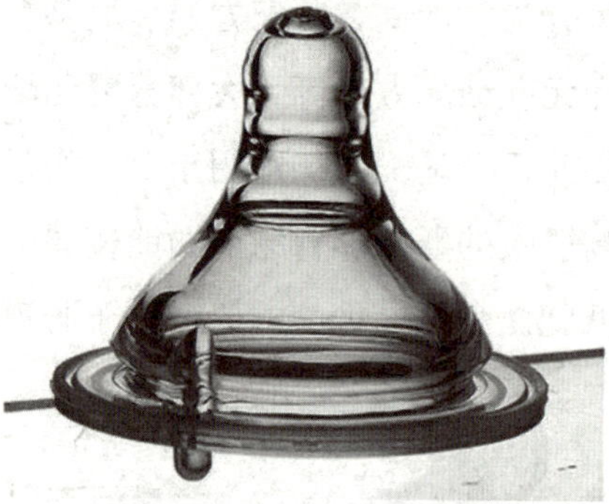

图 3-7　液体硅胶奶嘴

### （三）奶嘴

奶嘴是使用在奶瓶上帮助婴儿吸奶的一种工具。

奶嘴按原料可分为硅胶奶嘴（呈透明状）和乳胶奶嘴两种。硅胶奶嘴又可分为固体硅胶奶嘴和液体硅胶奶嘴。液体硅胶奶嘴比固体硅胶奶嘴更加透明、更加柔软，是目前使用最多的奶嘴，如图 3-7 所示。

奶嘴按口径大小的不同可分为标准口径奶嘴和宽口径奶嘴。标准口径奶嘴对应标准口径奶瓶，宽口径奶嘴对应宽口径奶瓶。

奶嘴按形状的不同可分为仿真奶嘴和普通奶嘴。仿真奶嘴比较柔软，奶嘴整体形状饱满，奶嘴头外面呈波浪形凸起，吃奶时可以去舌苔，里面是平滑的，容易清洗。因为其外形和乳母的乳头非常相似，故称为仿真奶嘴。

奶嘴按功能的不同可分为非自动进气孔奶嘴和自动进气孔奶嘴。自动进气孔奶嘴在婴儿吸奶时，外界空气会通过进气孔自动进入奶瓶中，使奶瓶内空气始终保持一定的压力，确保奶水平缓流出。最好给婴儿选择自动进气孔奶嘴。

奶嘴按开口形状的不同可分为圆孔形的、“Y”字孔形的和“十”字孔形的 3 种类型。圆孔形的又分为 S、M、L 3 个型号。一般来说，S 型号的适合尚不能控制奶量的新生儿；M 型号的适合 2～3 月龄的婴儿；L 型号的适合大一些的婴儿。“Y”字孔形的适合已经完全可以自我控制吸奶量的婴儿。“十”字孔形的开口比较大，适合吸果汁等。

喂养者一定要根据婴儿的月龄段和吃奶情况及时更换奶嘴。若婴儿吃奶比较急，吃的速度比较快，说明奶嘴太大，不适合婴儿，需要更换成小号的。若婴儿吃奶很慢，很长时间还无法吃完奶瓶中的奶液，就说明奶嘴太小了，需要更换成大号的。

### （四）暖奶器

暖奶器是指用于保温或加热各种奶制品的家用电器。对于小月龄段的婴儿来说，暖奶器可以用于已冲泡好的配方奶的保温。有的暖奶器还兼具消毒功能，可以对奶瓶和奶嘴消毒。

暖奶器的类型比较多，喂养者可以根据实际需要购买。对于托育机构而言，最好选择可以一次性容纳多个奶瓶的暖奶器。若经济条件允许，喂养者也可以选择兼具冲泡奶粉、暖奶和消毒功能的冲奶机。

### （五）奶瓶刷和奶嘴刷

奶瓶刷和奶嘴刷主要用于清洁奶瓶和奶嘴。从材质上看，主要有尼龙、海绵和二者合一的3类，喂养者可以根据所使用奶瓶的耐磨性等因素选购自己所需要的奶瓶刷和奶嘴刷。

尼龙奶瓶刷刷洗效果较好，主要用来刷洗玻璃奶瓶，一般不建议用尼龙奶瓶刷刷洗塑料奶瓶。海绵奶瓶刷可以放心地用来刷洗塑料奶瓶，因为海绵有弹性，一般不容易清洗的瓶肩部分也可以被洗得干干净净。奶嘴刷因为是用来刷橡胶或硅胶奶嘴的，所以最好选海绵的。一般而言，每次使用完奶瓶和奶嘴后，都应用奶瓶刷和奶嘴刷进行彻底清洁，以防止残留的奶垢滋生细菌。

需要注意的是：（1）在清洁奶嘴时，一定要轻轻地进行，以防奶嘴裂开；（2）注意清洁工具的清洁，因为若不注意，清洁工具就会成为细菌滋生的场所；（3）奶瓶刷和奶嘴刷是消耗品，如果出现磨损要及时更换。

除此之外，人工喂养时还需要准备喂奶巾、奶瓶清洁剂、奶瓶夹、奶瓶架和便携奶粉储存盒等。

## 二、人工喂养的的技巧

### （一）奶液的调配

一般来说，婴儿配方奶的奶罐上会详细说明奶液的调配方法，喂养者严格按照要求的流程操作即可。配方奶的调配方法如图3－8所示。

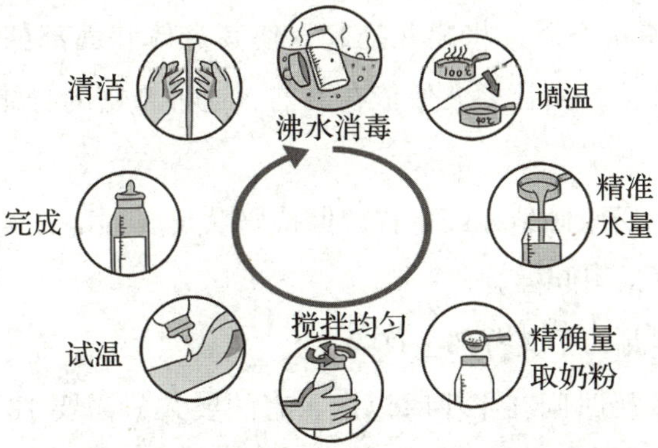


图3－8　配方奶的调配方法

图片来源：十月呵护微信公众号.

需要注意的是，在婴儿配方奶的调配过程中，需要严格按照奶粉包装上的调配要求进行调配。（1）调配者需要注意所要求的水温。不同的奶粉其制作工艺不同，对水温的要求也不同。（2）调配者一定要按照包装上的调配比例加以调配，若奶粉过多，则会使调配的奶过稠，轻则导致婴儿腹泻、便秘或肥胖，重则损伤肾脏；若奶粉过少，则会导致婴儿营养不良。（3）在取奶粉时，一定要使用配套的带刻度的勺子进行精确测量，使所盛的奶粉表面与勺子齐平。（4）将奶粉倒入奶瓶时，尽量从奶瓶口的中间倒入，不要贴着奶瓶壁倒入。（5）在将奶粉搅拌均匀的过程中，不要剧烈晃动，以防产生过多气泡。（6）试温时以滴于手腕内侧觉得不烫为宜。奶水过热会破坏奶粉的营养成分，还有可能烫伤婴儿；奶水太凉则可能会刺激婴儿的肠胃，引起婴儿消化不良或腹泻。试温时也可以使用专门的测温工具。

**知识链接**

## 剩奶可以放置多久

如果婴儿只吃了半瓶奶，而且没有吃饱，可以在1小时内继续喂食。1小时之后，剩余的部分必须要扔掉，因为细菌可能已经开始生长了。如果配方奶是可以长时间保存的那种，可以冲好后随身携带，不过应在从冰箱取出后2个小时内食用，超过2个小时也必须扔掉。

资料来源：周忠蜀．周忠蜀图解专业育儿3：婴儿喂养与辅食添加（0～1岁）[M]．北京：中国人口出版社，2015：69．

### （二）喂奶的要领

喂奶应在婴儿清醒状态下，将婴儿抱起，使其身体和面部朝上斜卧于喂食者的怀中，并注意母婴互动交流，要让婴儿偎依在胸前，这种亲密的身体接触可以给婴儿带来安全感和舒适感。

喂奶时，始终保持奶瓶倾斜45°左右，保持奶嘴及瓶颈部充满奶液，以避免婴儿吸奶时吸入奶瓶中的空气，引起溢乳。

喂毕，轻轻竖抱婴儿，拍其背部至打嗝。

一般来说，每次喂奶时间在半小时以内，有的婴儿只需要10分钟。尽量让婴儿自己控制吃奶的过程、速度和奶量。如果婴儿在吃奶的过程中停下来环顾四周、摸奶瓶等，这时不要催促，以尊重婴儿的意愿为宜。

知识链接

### 不要让婴儿自己抱奶瓶躺着喝奶

不要让婴儿自己抱着奶瓶躺在床上喝奶，原因如下：

（1）婴儿容易将奶吸入气管而发生窒息。

（2）液体会经由耳咽管聚集在中耳处，易滋生细菌而造成感染。

（3）会失去在喂奶过程中建立亲密亲子关系的机会。

（4）躺在床上吃奶很容易一吃完就入睡，长此以往，婴儿会养成睡前含奶嘴的不良习惯，对将来断奶不利。

资料来源：周忠蜀．周忠蜀图解专业育儿3：婴儿喂养与辅食添加（0～1岁）[M]．北京：中国人口出版社，2015：55．

### （三）喂养次数与奶量估计

在将配方奶作为0～6月龄婴儿的主要营养来源时，需要经常估计婴儿摄入的奶量。因新生儿胃容量较小，出生后3个月内可不定时喂养。3个月后婴儿会建立自己的进食规律，可开始定时喂养，每3～4小时一次，每日约6次。0～3月龄婴儿吃奶量500～750mL/d，4～6月龄婴儿800～1 000mL/d。

一般情况下，刚刚出生的婴儿食量很小，吃奶量也很少，不要勉强硬灌。奶量以吃饱并能消化为宜，允许每次奶量有波动，避免采取不当方法刻板要求婴儿摄入固定的奶量。

## 三、人工喂养常见问题

### （一）婴儿拒绝奶瓶

吃过母乳后又不得不进行人工喂养的婴儿容易出现拒绝奶瓶的现象，有些婴儿也可能由于不能接受奶嘴的喂养方式而从一开始就拒绝奶瓶。对于拒绝奶瓶的婴儿，在没有母乳喂养的情况下，需要尝试各种方式让婴儿逐步接受。可以让婴儿稍微饿一下，然后在此期间陪婴儿玩耍一会儿，做些按摩之类的动作，婴儿感觉饿了就会比较容易接受奶瓶。

### （二）配方奶的储存

配方奶开封后应避免暴露在空气中，但不建议长期存放于冰箱中。因为冰箱内外的温差和湿度的变化很容易造成配方奶潮解、结块和变质。如果结块一捏就碎，说明配方奶质量变化不大；如果结块较大、质地坚硬，说明配方奶已变质，应停止食用。开封的配方奶在室温、避光、干燥、阴凉处储存即可。需要注意的是，罐装配方奶每次取用后务必盖紧盖子，袋装配方奶每次取用后要扎紧袋口。为了便于保存和取用奶粉，袋装配方奶开封后，最好存放于洁净的奶粉罐内。

### （三）婴儿不爱喝配方奶

婴儿不接受配方奶可能有以下几种原因：婴儿已经习惯了母乳，不适应配方奶的味道；婴儿不喜欢某种口味的配方奶；原来的奶嘴或奶瓶已不适合婴儿了；喂养人或生活环境发生了变化；婴儿刚刚接种了疫苗；等等。此外，喂奶量过多，到 3 个月左右时婴儿也可能出现厌奶现象。

应对的方法有以下几种：

（1）更换合适的奶嘴，或换另一种配方奶试试。

（2）如因接种疫苗的反应或环境变化所致，一般 3 ～ 5 天后婴儿可逐渐适应。

（3）婴儿不想吃奶时不要强迫，开始婴儿可能会因拒绝配方奶而饿一两顿，如果此时怕饿坏婴儿而妥协，将前功尽弃，只要坚持一下，婴儿将很快接受配方奶。

### （四）婴儿吃吃停停

人工喂养的婴儿吃奶时如果吃吃停停，很可能是因为奶嘴过硬或者奶洞偏小，这时应及时为婴儿更换合适的奶嘴。

### （五）婴儿便秘

有的配方奶中含有棕榈油、乳脂等成分，这些成分进入婴儿的肠道后，会生成一种叫皂钙的不溶物质，从而引起大便硬结。

当婴儿吃配方奶出现不良反应后，可采取以下应对措施：（1）更换其他品牌的配方奶。如果婴儿所吃的配方奶含有棕榈油、乳脂等成分，婴儿又出现了便秘，可以另选其他品牌的配方奶，如可选含有精制植物油的配方奶。（2）在两次喂奶间隔给婴儿喂水，以防止婴儿大便硬结，同时培养婴儿定时排便的习惯。（3）按摩婴儿腹部，增加婴儿的胃肠运动，加快食物消化，从而缓解便秘。按摩时一定要轻柔，还要注意保暖。

托育机构人工喂养0～3岁婴幼儿注意事项

### 知识链接

## 人工喂养的常见误区

**误区一：给婴儿买配方奶粉要买贵的，因为越贵的配方奶越好。**

专家解读：如果仔细研究一下各种配方奶的配方就很容易发现，配方奶中的营养成分无非就是那几种，同类产品的价格不会相差很多。再贵的配方奶、宣称营养最全面的配方奶也不能等同于母乳。喂养者应根据自己的需要和经济实力量力而行。

**误区二：婴儿生长发育需要大量的钙，含钙量和浓度越高的配方奶粉越适合婴儿。**

专家解读：各厂家的配方奶，其原料即牛奶本身的含钙量差别并不大，但有些厂家为了寻找卖点，在天然牛奶中加入了化学钙，人为提高了产品的含钙量。过多的化学钙并不能被人体完全吸收，反而会造成大便硬结，久而久之还容易在人体内沉淀，形成结石。

资料来源：周忠蜀．周忠蜀图解专业育儿3：婴儿喂养与辅食添加（0～1岁）[M]．北京：中国人口出版社，2015：84．

### 实践实训

一、两人一组冲泡奶粉、喂仿真娃娃配方奶，并相互指导。

二、两人一组模拟咨询人工喂养常见问题。

## 学习效果评价

| 评价内容 | 自我评价（达到打√，未达到画○） | 小组评价（达到打√，未达到画○） | 教师评价（达到打√，未达到画○） |
| --- | --- | --- | --- |
| 能够说出人工喂养需准备的物品 | | | |
| 能够为婴儿冲泡并喂配方奶 | | | |
| 能够解答人工喂养中常见的问题 | | | |
| 能够指导喂养者进行人工喂养 | | | |

# 任务三　混合喂养

母乳是大自然的恩赐，是婴儿健康生长和发育最理想的食物。然而，总有部分婴儿由于各种原因不能完全采用母乳喂养，如母乳不足、乳母需要外出工作或出差一段时间等，这时就需要给婴儿喂食母乳代用品，这种喂养方式称混合喂养或部分母乳喂养。

## 一、混合喂养的方法

混合喂养一般会采取两种方法：补授法和代授法。

### （一）补授法

补授法是母乳量不足时的喂养方法，即每次喂奶时，先给婴儿喂母乳，将两侧乳房吸吮充分后，再补充喂配方奶或其他乳品。

补授法的优点是婴儿先吸吮母乳，保证了吸吮对乳房的足够刺激，有的母乳量最终可能会因吸吮刺激而逐渐增加，又重新回归到纯母乳喂养。需要注意的是，补授的乳量由婴儿食欲及母乳量多少而定，即“缺多少补多少”。

### （二）代授法

代授法是指母亲奶量充足，但由于某种原因不得不用配方奶或其他乳品代替一次或数次母乳喂养。需要注意的是，每天乳母给婴儿直接喂哺母乳最好不少于 3 次，以保证乳汁的正常分泌。

## 二、混合喂养注意事项

### （一）尽量不放弃母乳喂养

因为母乳对婴儿的健康最有益，所以在混合喂养过程中，尽量不要放弃母乳喂养。要多让婴儿吸吮乳头，同时保持愉悦的情绪，坚定信心，重视自身的营养，坚持母乳喂养。不要过早、过多地依赖配方奶。如果方法得当，混合喂养可以是暂时的，母乳充足后就不需要喂食配方奶了。

### （二）坚持母乳优先的原则

喂哺婴儿时，要先让婴儿吃母乳，坚持按时喂养母乳，每天不少于 3 次。每次吸空两侧乳房后再以配方奶作补充，这样可以保持母乳分泌。

### （三）不要将母乳和配方奶混合着喂给婴儿

在给婴儿喂奶时，一次只可以选择一种奶，即母乳或配方奶，不要将两者混合在一起。若是将母乳和配方奶混着喂给婴儿，不仅会导致婴儿消化不良，还容易使婴儿出现讨厌吃母乳的现象。

### （四）按规律喂食

母乳喂养的婴儿最好按需哺乳，配方奶喂养的婴儿则可以按照固定的规律喂食，所以，在混合喂养婴儿时，也要注意尽量按规律喂食。按规律喂食有利于婴儿吸收营养，也可避免过度喂养现象的发生。加配方奶后，婴儿的喂奶间隔时间会比单纯母乳喂养时间延长 0.5 ～ 1 小时。

### （五）夜间尽量母乳喂养

夜间妈妈休息，乳汁分泌量相对增加，婴儿需要量又相对减少，此时要尽量采用母乳喂养。

## 实践实训

两人一组，模拟咨询混合喂养常见问题。

## 学习效果评价

| 评价内容 | 自我评价（达到打√，未达到画○） | 小组评价（达到打√，未达到画○） | 教师评价（达到打√，未达到画○） |
| --- | --- | --- | --- |
| 能够说出混合喂养的方法 | | | |
| 能够解答混合喂养中常见的问题 | | | |
| 能够指导喂养者进行混合喂养 | | | |

## 项目小结

0～6月龄婴儿的喂养方式主要包括母乳喂养、人工喂养和混合喂养。母乳喂养对婴儿、母亲、家庭和社会都有益，建议优先选择母乳喂养。若由于各种原因无法进行纯母乳喂养，可选择人工喂养或混合喂养。

为了保证成功进行母乳喂养，需要做好产前准备、尽早开奶、掌握正确的喂奶姿势和婴儿含乳姿势、坚持顺应喂养等。母乳喂养的注意事项包括不能进行母乳喂养的情况、两侧乳房要轮换喂奶、哺乳时保持安静、哺乳后要拍嗝等。母乳喂养的常见问题包括奶量不足、乳头疼痛、乳腺管阻塞和乳腺炎、溢奶、母乳性黄疸、母乳保存方法和断奶等。

人工喂养需要准备诸多物品，如婴儿配方奶、奶瓶、奶嘴、暖奶器、奶瓶刷、奶嘴刷、喂奶巾、奶瓶清洁剂、奶瓶架和便携奶粉储存盒等。人工喂养的技巧包括奶液的调配、喂奶的要领、喂养次数与奶量估计。人工喂养的常见问题包括婴儿拒绝奶瓶、奶粉的储存、婴儿不爱吃配方奶、婴儿吃吃停停和婴儿便秘等。

混合喂养一般采用补授法和代授法。混合喂养的注意事项包括尽量不放弃母乳喂养、坚持母乳优先原则、不要将母乳和配方奶混合喂给婴儿、按规律喂养和夜间尽量母乳喂养等。

**0～6月龄婴儿喂养指南**

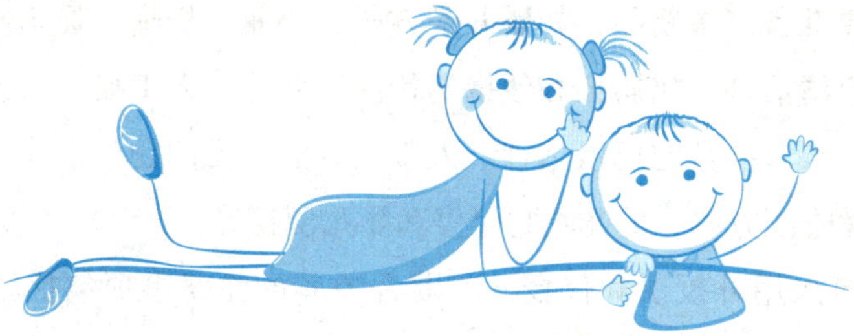

# 项目四　7～24月龄婴幼儿的喂养

## 学习目标

1. 掌握婴幼儿食物转换的定义、种类和方法。
2. 掌握营养性食品的选择方法和储存原则。
3. 掌握婴幼儿良好饮食习惯的培养策略，保障婴幼儿身体健康。
4. 运用所学知识解决婴幼儿食物转换期的常见问题。

## 学习重难点

1. 婴幼儿食物转换的方法。
2. 婴幼儿营养性食品的选择方法。
3. 婴幼儿良好饮食习惯的培养策略。

## 学习方法

1. 在理解的基础上进行相关知识的深入学习和思考。
2. 充分利用网络资源，收集相关案例和素材，并运用所学知识进行分析。
3. 亲自实践，通过选择营养性食品和制作婴幼儿辅食等，巩固所学知识。

## 教学建议

1. 教师综合运用多种教学方法，如多媒体演示、案例分析等。
2. 教师可通过权威网站，如世界卫生组织、联合国儿童基金会、中国营养学会和中国疾病预防控制中心等权威机构的官网，扩充项目学习内容。
3. 教师为学生提供实践实训机会，让学生亲身体会7～24月龄婴幼儿喂养实践。

## 典型工作任务

在托育机构中，7月龄的婴儿开始需要添加辅食。在添加辅食过程中，会出现各种各样的问题，如婴儿总是用舌头往外顶辅食等。教师需要知道添加辅食的重要性，也需要处理各种添加辅食过程中出现的问题。同时，教师还需要指导家长为婴儿添加辅食。

随着年龄的增长，婴儿可以进食的食物种类越来越多。托育机构和家长都需要为婴幼儿提供新鲜、安全、卫生的营养性食品，并做好食品的储存工作。

7～24月龄是婴幼儿养成良好饮食习惯的关键期。托育机构需要与家长配合，共同培养婴幼儿良好的饮食习惯。

然然是某托育机构的一名幼儿，现在20月龄。入园前，她的照料者就向老师反映，然然的饮食习惯不好，不喜欢吃蔬菜，喜欢吃肉，不善于咀嚼……当然然进入托育机构后，老师发现，每当要吃饭时，她都不太乐意走到餐桌前。就算坐到了餐桌旁，也待不了五分钟就离开了，嘴里还嚷嚷着“我要玩玩具”。老师与家长沟通后发现，在家就餐时，然然被家长放在餐椅上，她想离开时，家长就强制性地要求她坐好，并继续进行喂食。

思考：党的二十大报告中指出，要把保障人民健康放在优先发展的战略位置。作为该幼儿的教师，你将如何与家长合作，共同培养然然的良好饮食习惯，从而保障然然的身体健康？

# 任务一　婴幼儿食物转换概述

7～24月龄婴幼儿指满6月龄（出生180天）至2周岁（24月龄）的婴幼儿。

## 一、食物转换的定义

随着婴儿的生长发育，他们的消化能力逐渐提高，单纯乳类喂养已经不能完全满足6月龄后婴儿生长发育的需求，婴儿需要由纯乳类的液体食物向固体食物逐渐转换，这个过程称为食物转换（旧称辅食添加）。一般来说，幼儿24月龄时可以完成食物转换过程。

婴幼儿辅食添加的时间

按照《中国居民膳食指南（2016）》的建议，满6月龄起需要给婴儿添加辅食。具体来说，对于人工喂养的婴儿，满4月龄可以添加辅食；对于母乳喂养的婴儿，可延长到6月龄开始添加辅食。

合理添加辅食对婴幼儿的生长发育和身体健康具有重要作用。研究表明，辅食添加是否合理对婴儿的生长发育、儿童期超重或肥胖、缺铁性贫血等的发生都具有长期的重要影响。从添加时间看，4～6月龄添加辅食可促进婴儿生长发育。早于4月龄添加辅食，可能会增加婴幼儿（尤其是6岁以下婴幼儿）发生超重或肥胖、过敏性疾病的风险；若晚于8月龄添加，则会导致婴儿营养不良，影响婴儿体格和智力发育，影响婴儿味觉、口腔和语言发育。与此同时，4～6月龄添加辅食可增加婴儿血红蛋白水平。可以说，4～6月龄是食物引入的“关键窗口期”。从添加种类看，添加强化铁辅食可降低婴幼儿患缺铁性贫血的风险；增加辅食中肉类、豆类、蛋、蔬菜和水果的摄入可促进婴幼儿体格和智力发育。

需要注意的是，虽然满6月龄的婴儿需要进行食物转换，但是，这并不意味着将乳类食物全部取消。按照《中国居民膳食指南（2016）》的建议，7～24月龄婴幼儿，母乳仍然是重要的营养来源。

**知识链接**

### 怎样知道婴儿已准备好进食固体食物

当婴儿有以下表现时，表明他可以尝试进食固体食物：

（1）活动能力：靠着椅背坐起来；能抬起头部；能伸手抓物件。

（2）进食表现：对食物感兴趣，表现出十分想吃的样子；看见匙羹便张嘴；把匙羹放进婴儿的嘴里时，嘴唇能合起，含着匙羹；能闭上嘴巴吞咽食物。

婴儿生长发育的快慢各有不同，但将近6月龄时，大部分婴儿都会有这些表现。若婴儿7月龄还没有这些表现，家长应请教医护人员。

资料来源：6至24个月婴幼儿健康饮食：起步篇[EB/OL].[2021-08-26]. https://www.fhs.gov.hk/tc_chi/health_info/child/14727.pdf.

## 二、食物转换的种类

按照婴幼儿添加辅食的顺序，食物转换可分为两类：第一阶段食物和第二阶段食物。

### （一）第一阶段食物

第一阶段食物指的是婴幼儿在食物转换初期（第一个月）可以添加的食物，主要包括富含铁的泥糊状食物、根茎类蔬菜和水果等。这一阶段食物的主要作用是帮助训练婴幼儿的咀嚼、吞咽功能及刺激味觉发育，同时可补充少量维生素、矿物质。需要注意的是，摄入量不宜影响婴幼儿总能量的摄入或改变其生长速度。

婴幼儿辅食的种类

#### 1. 富含铁的泥糊状食物

按照《中国居民膳食指南（2016）》中《7～24 月龄婴幼儿喂养指南》的要求，辅食添加应从富含铁的泥糊状食物开始逐步添加，最终达到食物的多样化。

富含铁的泥糊状食物主要指的是强化铁的婴幼儿米粉。为什么给婴幼儿添加辅食的第一种食物是强化铁的米粉呢？一方面，考虑婴幼儿的消化系统特点，为婴幼儿添加的第一种食物应该是易于消化又不易过敏的食物，而强化铁的婴幼儿米粉正好符合这一特点，所以成为首选的食品。另一方面，婴儿满 6 月龄后，从母体带来的铁已基本耗尽，母乳中铁的含量不多，配方奶中铁的吸收率又较低。基于以上原因，婴幼儿需要依靠辅食来补充铁，所以要选择添加强化铁的婴幼儿米粉。

婴儿的第一口辅食吃什么

**知识链接**

### 选择合适的婴幼儿米粉

**一、选择不加糖的米粉**

市场上很多米粉都添加了蔗糖，这种米粉或许会受婴幼儿的喜欢，但婴幼儿一旦尝到了“甜头”，就会对甜味食物上瘾，导致其不肯接受没有味道的食物，会干扰母乳喂养和人工喂养。建议 1 岁以内的婴儿尽量进食未添加蔗糖的食物。

**二、初次要选择原味米粉**

市场上也有很多米粉添加了各类其他食物成分，初次选择米粉时，最好还是选择原味米粉。因为刚添加辅食，需要有一个尝试过程，婴幼儿可能对某些食物不耐受或过敏，尤其是过敏体质的婴幼儿。如果米粉中其他食物成分太多，一旦婴幼儿过敏，就不容易判断究竟是哪种食物引起了过敏。

资料来源：刘长伟．宝宝分龄喂养指导——如何让孩子吃得营养与健康［M］．上海：世界图书出版公司，2016：81．

制作蔬菜汁的注意事项

2. 根茎类蔬菜

对于婴幼儿来说，可以让其先尝试根茎类蔬菜。根茎类蔬菜主要包括土豆、山药、胡萝卜等。根茎类蔬菜农药残留较少，且味道较淡，在这一阶段为婴幼儿添加根茎类蔬菜，主要是为了保护婴幼儿的胃肠道和促使婴幼儿形成清淡饮食的良好习惯。

知识链接

### 婴儿只有数个月大适合吃绿叶菜吗

绿叶菜有丰富的胡萝卜素、铁、钙和膳食纤维，是十分适合婴儿吃的食物。

绿叶菜虽然比不上南瓜、胡萝卜那样甜，但大多数婴儿都能接受。

研究显示，婴儿接触和尝试进食某种食物的次数越多，就越愿意吃，而且吃的分量也越多。

资料来源：6 至 24 个月婴幼儿健康饮食：起步篇［EB/OL］．［2021-08-26］．https://www.fhs.gov.hk/tc_chi/health_info/child/14727.pdf．

3. 水果

现在我们接触到的水果种类特别多，但对于刚添加辅食的婴幼儿来说，比较安全的水果为苹果、香蕉和梨等。之所以将水果放在蔬菜之后添加，是因为水果的含糖量较高，味道较甜。若放在蔬菜之前添加，婴幼儿可能就会难以接受蔬菜的味道了。需要注意的是，婴幼儿若食用水果汁，须按照 1∶2 或 1∶1 的比例进行稀释。

## （二）第二阶段食物

第二阶段食物主要指的是婴幼儿在食物转换中后期可以添加的食物，包括肉类、蛋类、鱼类等动物性食物和豆制品。

### 1. 动物性食物

（1）肉类食物。

肉类食物主要包括家畜和禽类。其中：家畜主要指猪、牛和羊；禽类主要指鸡、鸭和鹅等。一般来说，对于 2 岁以下的婴幼儿，猪肉和鸡肉是其主要摄入的肉类食物。

猪肉含有丰富的蛋白质，其瘦肉蛋白质可达 17%，且属于优质蛋白。猪肉的脂肪因种类和肉的部位不同而不同，一般为 10%～30%，以饱和脂肪酸为主。猪肉的碳水化合物含量很低。此外，猪肉中还含有丰富的维生素。

鸡肉的蛋白质含量较高，约为 20%。鸡肉中鸡胸脯肉的蛋白质含量可与牛肉媲美。鸡肉的蛋白质质量也很高，所含氨基酸较全面。鸡肉的脂肪含量比猪肉低，约为 1.3%。中医认为，鸡肉性温，比较适合婴幼儿食用。

在这一阶段，除了为婴幼儿添加肉泥外，还可以添加肝泥和动物血等动物性食品。

（2）蛋类食物。

蛋类包括鸡蛋、鸭蛋、鹅蛋、鹌鹑蛋、鸽蛋等。对于婴幼儿而言，经常食用的是鸡蛋和鹌鹑蛋。

蛋的蛋白质是各种含蛋白质食物中质量最好的。它含有各种必需氨基酸，婴幼儿生长发育所必需的组氨酸含量也很丰富，属于完全蛋白质，其消化率为 98%。每百克鸡蛋中约含有 12g 蛋白质。蛋的脂肪绝大部分集中在蛋黄内，每百克鸡蛋中含脂肪 11.6g。鸡蛋的脂肪含不饱和脂肪酸较多，所以容易消化吸收。蛋类中都有一种叫卵磷脂的脂类成分，对婴幼儿脑及神经组织的发育有益。蛋类中的矿物质主要集中于蛋黄内，铁、磷和钙含量甚高。蛋黄中含有丰富的维生素 A、维生素 D、维生素 E、维生素 $B_1$ 和维生素 $B_2$。

需要注意的是，蛋白易引起过敏。一般来说，婴儿 10 月龄时可以吃全蛋，但过敏体质的可延迟至 1 岁之后。鸡蛋蛋黄外面颜色深的部分是黏蛋白，容易引起过敏，要避免给小月龄段的婴儿食用。蛋黄泥的做法为：将鸡蛋煮熟，取出蛋黄，去膜，用汤匙压碎，加些开水调成糊状。

蛋类辅食的添加要点

（3）鱼类食物。

鱼类有很高的营养价值，所含蛋白质甚多，为 15%～25%，且含人体所需的全部必需氨基酸，包括婴儿所需的组氨酸。一般来说，海鱼的蛋白质比河鱼和塘鱼高。鱼类的脂肪含量一般不高，以不饱和脂肪酸为主，极易为人体消化吸收。海鱼的脂肪中还含有二十碳五烯酸（EPA）和二十六碳六烯酸（DHA），对大脑和视觉发育有很大好处。此外，鱼肉中还含有丰富的矿物质。因为鱼肉的肌纤维短而纤细、含水多且结构疏松，所以比畜肉更易于消化。

需要注意的是，如果婴幼儿是过敏体质，可先喂淡水鱼肉泥。在处理鱼肉时一定要将鱼刺剔除干净，以免出现危险。

2. 豆制品

豆制品是指以大豆等豆类为主要原料，经加工而成的食品。我国大豆制品有上百种，通常分为非发酵豆制品和发酵豆制品两类。非发酵豆制品有豆浆、豆腐、豆腐干、豆腐丝、豆腐脑、豆腐皮和香干等；发酵豆制品有腐乳和豆豉等。豆制品的营养成分主要包括丰富的蛋白质，钙、磷、铁等矿物质，维生素 $B_1$、维生素 $B_2$ 和碳水化合物等。

需要注意的是，对于食物转换期的婴幼儿，不能选择发酵豆制品。豆腐和豆芽则比较安全。

**知识链接**

## 1 岁以内的婴儿不能添加的辅食

### 一、不要吃杧果

成熟的杧果中含有的一些化学物质和不成熟的果中含有的醛酸，都对皮肤的黏膜有一定的刺激作用，容易引发婴儿口唇部接触性皮炎。

### 二、不要喝酸奶

酸奶的 pH 不太适合 1 岁以下婴儿的肠胃，因为婴儿的胃肠道黏膜非常娇嫩，而酸奶里面的乳酸杆菌是偏酸性的，会刺激未发育成熟的黏膜，引起肠道疾病。常规酸奶是以鲜奶为原料制作的，但如果能用婴儿配方奶自制酸奶，1 岁以内的婴儿也可以少量食用。

### 三、不要吃带壳海鲜

过敏体质的婴儿要等到 1 岁半以后才可以食用螃蟹、虾、蛤蜊和扇贝等带壳的海鲜，即使健康的婴儿在 1 岁前也尽量不要吃。这是因为带壳的海鲜比不带壳的或植物性海洋蔬菜更容易引发过敏症状。

### 四、不要喝矿泉水和纯净水

矿泉水中矿物质含量过高，婴儿的消化系统发育尚不完全，容易增加其肾脏负担。长期饮用纯净水会使婴儿缺乏某种矿物质，而且纯净水在净化过程中使用的一些工业原料可能对婴儿的肝脏有不良影响。另外，饮水机容易造成二次污染。

### 五、不能添加蜂蜜

1 岁以内的婴儿不宜食用蜂蜜，这是因为蜜蜂在采蜜时，难免会采集到一些有毒的植物花粉，或者将致命细菌——肉毒杆菌混入蜂蜜，婴儿食用以后会出现不良反应，比如便秘、疲倦或食欲减退等。另外，蜂蜜中还可能含有一定的雌性激素，如果长期食用，可能导致婴儿提早发育。

### 六、最好不要喝豆浆

豆浆的补钙效果特别好，但却不适合 1 岁以内的婴儿饮用，因为其胃肠功能尚未发育完全，胃内还没有分解豆类的消化酶。1 岁以后的婴幼儿可以喝些豆浆，但要由少至多，一点一点添加。同时，要注意观察，如果婴幼儿出现腹胀、排气或腹泻等症状，就要控制饮用量，待其肠道适应之后再逐渐增加。

资料来源：周忠蜀．周忠蜀图解专业育儿 3：婴儿喂养与辅食添加（0～1 岁）[M]．北京：中国人口出版社，2015：112-113．

## 三、食物转换的方法

婴幼儿食物转换期是对除乳类外的食物逐渐习惯和适应的过程，为了更好地帮助婴幼儿循序渐进地适应各类食物，需要遵循由少量到多量、由一种到多种、由细到粗、由稀到稠的原则。

### （一）由少量到多量

婴幼儿辅食量一般以其所需的能量来确定。7～12 月龄婴儿所需能量的 1/3～1/2 来自辅食，13～24 月龄幼儿所需能量的 1/2～2/3 来自辅食。根据这一能量需求，中国营养学会建议 7～12 月龄婴儿每天进食 700～500mL 母乳、20～75g 谷类食物、25～100g 蔬菜、25～100g 水果、15～50g 鸡蛋、25～75g 肉禽鱼、0～10g 油；13～24 月龄幼儿每天进食 600～400mL 母乳、50～100g 谷类食物、50～150g 蔬菜、50～150g 水果、25～50g 鸡蛋、50～75g 肉禽鱼、5～15g 油、0～1.5g 盐。

需要注意的是，若婴幼儿进食辅食后出现呕吐、腹泻或湿疹等不良反应，应尽快咨询医生，确认是否食物过敏。

婴幼儿辅食添加的方法

婴幼儿辅食添加量如何掌握

### （二）由一种到多种

婴幼儿接受一种新食物一般需尝试 8 ～ 10 次、3 ～ 5 日，至婴幼儿习惯该种口味后再换另一种，以刺激味觉的发育。在婴幼儿适应多种食物后可以进行食物的混合喂养，如米粉拌蛋黄等。

需要注意的是，每次只给婴幼儿添加一种新辅食。单一食物逐次引入可及时了解婴幼儿是否会出现食物过敏现象及确定变应原。

### （三）由细到粗

从制作辅食的质地来看，需要遵循由细到粗的原则。7 ～ 9 月龄婴儿的辅食质地，应该从刚开始的泥糊状逐渐过渡到带有小颗粒的厚粥、烂面、肉末、碎菜等。10 ～ 12 月龄婴儿的辅食质地应继续增加粗糙度，并尝试块状的食物。概括而言，可以按照吞咽型辅食→蠕嚼型辅食→细嚼型辅食→咀嚼型辅食的顺序添加。

婴幼儿辅食添加的正确顺序

### （四）由稀到稠

婴幼儿刚接触辅食时需要将辅食制作成稍稀的泥糊状（用小勺舀起时不会很快滴落）。根据婴幼儿的个体情况慢慢增加辅食的稠度。概括而言，可以按照流食→半流食→固体食物的顺序添加。

婴幼儿食物的烹调方式

## 四、食物转换常见问题

### （一）食物转换的时机

（1）根据婴幼儿的年龄段和身体发育情况判定是否可以添加辅食。

（2）每一种辅食的引入都应在婴幼儿身体健康的情况下进行，以免造成消化不良。

（3）具体到一天，最好选择在上午婴幼儿精神比较好的时候进行添加。

需要注意的是，辅食喂养应在婴幼儿进食乳类食物前进行，吃完辅食后立刻进食乳类食物至吃饱。

### （二）婴儿不适应辅食

#### 1. 婴儿将食物顶出来

添加辅食时，婴儿将食物顶出来是一种自我保护的本能，并不意味着婴幼儿不喜欢或者不接受这种食物。喂养者可以等一两天再试，几次之后，婴幼儿一般会逐渐接受。

### 知识链接

## 婴幼儿如何学习接受新的食物

婴幼儿对食物的学习类似于婴幼儿其他领域的学习策略，即通过熟悉、观察、联想、分类学习接受新的食物。反复尝试，增加熟悉度是婴幼儿学习认知食物的关键。

### 一、熟悉食物

婴幼儿通过反复接触各种食物的味道、质地或外观学习和接受新食物。婴幼儿对食物的熟悉程度常常决定其对食物的喜爱程度。这对于年龄较小的婴幼儿来说特别重要。婴幼儿通过反复接触而接受不同的味道，出生早期熟悉的味道对食物的选择具有长期的影响作用。研究显示，辅食添加早期的干预效果可延续5.5年；而观察性研究发现，幼儿2岁时的味道偏好与20岁时的仍有关联。反复接触各种不同食物或食物质地可以提升婴幼儿尝试新的食物或食物质地的意愿。同时经常看到食物也会使婴幼儿更愿意尝试。

### 二、观察学习

婴幼儿通过观察学习对食物的选择。观察和模仿他人的饮食行为，尤其是父母或喂养者的饮食行为，对婴幼儿饮食行为的形成有重要的作用。婴幼儿有天然的模仿倾向，并且易受情绪以及与被模仿者之间关系的影响，父母和与婴幼儿密切接触的喂养者是婴幼儿模仿的对象。添加辅食后，婴幼儿逐渐与家人一起进餐时，会试图模仿父母及其他人的饮食行为。观察其他人如何吃，可以增加婴幼儿尝试的可能性，并学习怎样吃、吃多少。

### 三、联想学习

婴幼儿通过味道—营养和味道—味道的联想学习和接受新食物。婴幼儿生来就喜欢甜味而拒绝苦味，因此其接受具有苦味的蔬菜等食物需要通过联想来学习，包括：味道—味道的学习，即将婴幼儿不喜欢的味道与其熟悉和喜欢的味道（如甜味）一起反复呈现，使婴幼儿尝试接受新的味道；味道—营养学习，即将新的味道与高能量成分（如脂肪）一起反复呈现，增加进食后的满足感，利用人类对高能量密度食物的天然偏好，使婴幼儿尝试接受新的味道。呈现新的食物时伴随着鼓励和赞扬，也可以提高婴幼儿尝试的意愿。

### 四、食物分类

6月龄后的婴儿能自发地对周围环境中的物体进行分类，出生第二年就能以这种知识架构来认知。最新研究表明，对食物进行分类在塑造婴幼儿食物偏好和饮食行为方面发挥着重要的作用，特别是对新食物的反应。出生第一年的婴儿无法区分食物和非食物，而到2岁时，幼儿能像成人一样区分食物和非食物，并对食物进行分级分类。

资料来源：杨月欣，葛可佑．中国营养科学全书：下册［M］．2版．北京：人民卫生出版社，2019：1 120．

#### 2. 添加辅食后婴幼儿腹泻

婴幼儿添加辅食初期可能会出现耐受不好的现象，腹泻就是其中之一。遇到不耐受现象，若不严重，可以维持已添加量并继续观察3天；若情况趋于好转，则坚持到恢复正常后再加量并添加新食物；如果继续加重，则要暂停辅食几天后再试，类似情况再次发生，须更换其他辅食。

添加辅食婴幼儿出现腹泻怎么办

腹泻除了可能会在辅食添加之初出现外，也会在任何不当进食时出现。这些不当进食包括辅食量偏多、辅食质地粗糙、喂养时间不合理等。此外，天气变凉时腹泻的可能性也会增加。遇有腹泻时，喂养者应尽快将婴幼儿的大便标本置于塑料盒或保鲜膜内送到医院检查，及早确定原因，寻找有效的治疗方法。

#### 3. 添加辅食后婴幼儿便秘

如果婴幼儿大便干结、排便费力，那就是便秘了。便秘是婴幼儿较常见的问题，可以从足量膳食纤维摄入入手来预防和治疗。一方面，随着婴幼儿消化能力的增强，一定要增加食物的粗糙度，以增加膳食纤维的摄入；另一方面，要增加蔬菜的摄入，蔬菜中含有丰富的膳食纤维，可以预防和治疗便秘。

添加辅食婴幼儿出现便秘怎么办

#### 4. 添加辅食后婴幼儿过敏

过敏是免疫系统对天然无害物质的过度反应。任何食物、接触物、空气附着物都可能引起过敏。对于婴幼儿来说，食物过敏较为常见。

婴幼儿食物过敏的临床表现有：

（1）皮肤症状。主要包括急性荨麻疹、血管性水肿、特应性皮炎和口周炎等。

（2）胃肠道症状。主要表现为呕吐、反流、喂养困难、拒食、易激惹、腹痛、腹胀、腹泻、便秘、消化道出血、生长发育障碍等。

（3）呼吸道症状。食物过敏诱发的呼吸道症状通常不会单独发生。食物诱发的鼻黏膜炎经常与皮肤症状同时出现，表现为眼眶周围皮肤瘙痒、流泪、鼻塞、鼻痒、打喷嚏和流鼻涕等。

（4）严重过敏反应。一般在接触食物后数分钟至两小时起病。症状多样，累及多个器官系统，包括喉头水肿、重度哮喘、心血管系统受累等，严重的甚至会出现休克而死亡。给婴幼儿添加辅食后，喂养者首先要注意观察其对待食物的态度，以便能尽早发现过敏现象。对于一见食物就躲，或者尽管在进食初期正常但很快出现抗拒的婴幼儿，排除对某种食物的味道、性状不接受的情况外，最先应该考虑的就是对食物过敏或不耐受的问题。比如，婴幼儿一吃鸡蛋就躲，即使吃进去也会恶心或呕吐，此时就应考虑婴幼儿对鸡蛋过敏。

如果已经确定婴幼儿对某种食物过敏，应完全回避过敏食物至少 3 个月。比如鸡蛋过敏者，应停掉鸡蛋及含有鸡蛋的任何食物至少 3 个月，只有完全回避过敏食物才能从根本上防止过敏引发的症状。

婴幼儿辅食添加中的过敏现象

## 案例

### 托育机构婴幼儿食物过敏管理

某幼儿目前 2 岁 9 个月，2 岁 6 个月时，查出对鸡蛋、羊肉、牛奶、海鱼过敏。

通过家园沟通，园所为该过敏幼儿单独准备了特殊食谱，比如为幼儿准备不加鸡蛋的菜和粥。

对于过敏幼儿的进餐，教师非常注意，班级所有老师都会记住过敏幼儿的过敏食物。在每次幼儿进餐前，教师也会检查幼儿餐盘中的食物，防止幼儿吃到过敏食物。

## 实践实训

一、两人一组模拟咨询婴幼儿食物转换期常见问题。

二、请结合所学知识，分析某托育机构 7 月龄婴儿的一周食谱（如图 4－1 所示）。

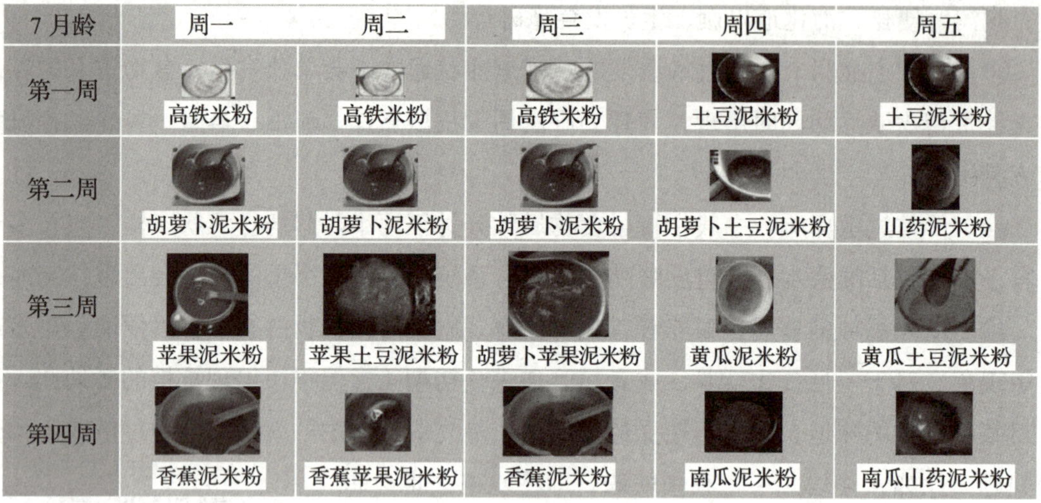

| 7月龄 | 周一 | 周二 | 周三 | 周四 | 周五 |
|---|---|---|---|---|---|
| 第一周 | 高铁米粉 | 高铁米粉 | 高铁米粉 | 土豆泥米粉 | 土豆泥米粉 |
| 第二周 | 胡萝卜泥米粉 | 胡萝卜泥米粉 | 胡萝卜泥米粉 | 胡萝卜土豆泥米粉 | 山药泥米粉 |
| 第三周 | 苹果泥米粉 | 苹果土豆泥米粉 | 胡萝卜苹果泥米粉 | 黄瓜泥米粉 | 黄瓜土豆泥米粉 |
| 第四周 | 香蕉泥米粉 | 香蕉苹果泥米粉 | 香蕉泥米粉 | 南瓜泥米粉 | 南瓜山药泥米粉 |

备注：（1）保证每天 500 ～ 700mL 的奶量。每天加一次辅食，每种辅食尝试 3 天后再添加另外一种。

（2）吃过 3 种根茎类蔬菜后再加水果。辅食中不加盐和其他调味品。根据婴儿的作息时间合理安排辅食时间。

图 4－1　某托育机构 7 月龄婴儿一周食谱

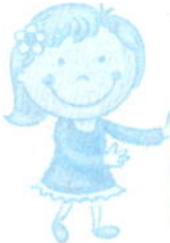

## 学习效果评价

| 评价内容 | 自我评价（达到打√，未达到画○） | 小组评价（达到打√，未达到画○） | 教师评价（达到打√，未达到画○） |
|---|---|---|---|
| 能够说出食物转换的种类 | | | |
| 能够掌握食物转换的方法 | | | |
| 能够解答食物转换常见问题 | | | |
| 能够指导喂养者进行食物转换 | | | |

# 任务二　营养性食品的选择和储存

## 一、营养性食品的选择

按照营养学分类，常见的食物可以分为 6 组：粮食组、蔬菜组、水果组、动物性食物组、乳类和豆类组、高能量食物组。

### （一）粮食组

我国是盛产粮食的国家，所产粮食有20多种，主要有粮谷类，如小麦、大米、玉米、高粱和小米等，还有薯类和豆类等。人们习惯上把小麦和大米称为细粮，把小米、玉米、绿豆等称为粗杂粮。粮食组食物主要提供蛋白质、脂肪、碳水化合物、矿物质及维生素等，如表4－1所示。

表4－1　粮食组食物的营养价值

| 营养素 | 说明 |
|---|---|
| 蛋白质 | 含量一般为7%～10%，是植物性蛋白质的重要来源 |
| 脂肪 | 含量少，一般为2%，且多为不饱和脂肪酸 |
| 碳水化合物 | 含量为65%～75%，主要为淀粉 |
| 矿物质 | 钙含量不高，铁含量更低且吸收率较低，仅约1% |
| 维生素 | 维生素 $B_1$ 的主要来源是未过度加工的粮谷类。此外，还含少量的泛酸、烟酸及维生素 $B_2$ |

对于婴幼儿而言，从粮食组食物的种类看，可以食用大米（主要是籼米）、面粉（主要是标准粉）和一些粗杂粮，如小米、燕麦、薏米、玉米和红薯等。从粗杂粮的提供频次看，可以每周提供一两次，以杂粮面包、新鲜玉米和蒸红薯为主，但提供的数量不宜过多。

**知识链接**

## 如何选购米和面粉

### 一、米的选购

米的挑选应从颜色、干燥程度及是否霉变等感官性状着手。优质米的颜色白而有光泽，米粒整齐，颗粒大小均匀，当把手插入米中时，有干爽之感。捧起一把米观察米中是否含有未成熟米（即无光泽、不饱满的米）、损伤米（虫蛀米、病斑米或碎米）、生霉米（捧起的米表面生霉但未完全霉变，还有可食用的米粒）等。同时还应注意米中是否有杂质，优质米的糠粉少，带壳稗粒、砂石、煤渣、砖瓦粒等杂质少。一般来说，大型超市出售的袋装米质量都不错，可以放心选购。

### 二、面粉的选购

面粉是小麦经加工制成的。市场上常见的有特制粉（也称精制粉或富强粉）、标准粉及普通粉3种。3种面粉虽然质量不同，但感官挑选方法基本相同。挑选时可从水分、颜色和新鲜度3个方面鉴别。

（1）水分。含水分正常的面粉用手指捻搓时，有细腻滑爽之感，面粉干燥松散，不成团块状，轻拍面粉袋则面粉飞扬；受潮含水分多的面粉，捏而有形，不易散，手插阻力大，且内部有发热感，容易发霉结块。

（2）颜色。面粉颜色越白，加工精度就越高，其维生素含量越低；如果保存时间过长或面粉受潮，则其颜色加深。

（3）新鲜度。新鲜的面粉气味正常。若有腐败味、霉味、颜色发黑或结块等现象，说明面粉储存时间过长或已变质。

资料来源：蒋一方．0～3岁婴幼儿营养与喂养［M］．上海：复旦大学出版社，2011：38-39．

### （二）蔬菜组

蔬菜是指可以烹饪成为食物的一类植物或菌类。按照食用部位分类，蔬菜主要分为根菜类、茎菜类、叶菜类，如表4－2所示。按照颜色分类，蔬菜可分为深色蔬菜和浅色蔬菜两大类。深色蔬菜主要包括绿色、深绿色、黄色和红色蔬菜，如各种绿叶菜、胡萝卜和南瓜等；浅色蔬菜主要包括卷心菜和大白菜等。

表4－2　蔬菜的分类

| 分类 | 说明 |
|---|---|
| 根菜类 | （1）肉质根蔬菜，如胡萝卜等<br>（2）块根类蔬菜，如甘薯等 |
| 茎菜类 | （1）肉质茎类蔬菜，如莴笋等<br>（2）嫩茎类蔬菜，如竹笋等<br>（3）块茎类蔬菜，如马铃薯等<br>（4）根茎类蔬菜，如莲藕等<br>（5）球茎类蔬菜，如荸荠等<br>（6）鳞茎类蔬菜，如洋葱等 |
| 叶菜类 | （1）普通叶菜类蔬菜，如小白菜、菠菜、苋菜、莴苣、茼蒿和芹菜等<br>（2）结球叶菜类蔬菜，如大白菜等<br>（3）辛香叶菜类蔬菜，如韭菜等 |

蔬菜可提供人体所必需的多种维生素和矿物质等营养物质。深色蔬菜的营养价值一

般高于浅色蔬菜。深色蔬菜的最大特点就是含有丰富的维生素 C 和胡萝卜素。一般每 100 克新鲜绿叶菜中，维生素 C 的含量都大于 30 毫克，胡萝卜素的含量在 500 微克以上。新鲜绿叶菜还含有丰富的维生素 $B_2$（核黄素）。需要注意的是，多数的绿叶菜含有草酸（如菠菜等），会干扰钙的吸收。这些菜在制作之前应用开水焯一下。

对于婴幼儿而言，在日常膳食中不仅每天都要保证蔬菜的供应，而且品种要多样化并深浅搭配，尤其要多吃一些深色蔬菜。一般来说，深色蔬菜应占全天蔬菜量的一半。

### （三）水果组

水果是指多汁且主要味觉为甜味或酸味的可以食用的植物果实和种子的统称。水果可以大致分为鲜果类和干果类。鲜果类主要包括苹果、香蕉、梨和橘子等；干果类主要包括核桃和板栗等。从营养成分来看，鲜果类含有维生素 C、矿物质、胡萝卜素、碳水化合物、蛋白质、钙、磷和锰等；干果类含有维生素、蛋白质、碳水化合物、矿物质和钙等。

对于婴幼儿而言，在日常膳食中应天天吃水果，并优先选择当季时令鲜果。需要注意的是，婴儿 9 个月之后可以食用柑橘类水果，1 岁之后可以食用带籽的水果；水果最好现吃现买。

**知识链接**

## 水果的挑选原则

不同的水果有不同的挑选技巧，以下原则可供参考：

（1）在同样大小的水果中，相对重量较重的，其组织较细密，水分也较多，通常比较好吃。

（2）果形饱满度较好，如果饱满则肉多核小，如椰子饱满则汁多。

（3）蒂头及脐的部分较开展是水果成熟的标志。

（4）水果的声音也是挑选水果的重要参考因素。如轻摇哈密瓜及香瓜有声音时，说明品质不佳；轻摇酪梨和榴梿有声音时，说明已经成熟了。

（5）外观纹路明显展开且分布均匀的水果比较好，如哈密瓜等。

（6）在同种水果中选择硬度高的，如樱桃、莲雾、柳橙和葡萄等，这样的水果品质较好。

（7）色泽要鲜艳、自然。如柑橘类及木瓜要选橘红色的，偏黄色的较差。

（8）有茸毛的水果，要看茸毛长短。茸毛长的比短的好，如水蜜桃、奇异果和枇杷等。

（9）外皮细致光滑的比粗糙的好，如柑橘类。

资料来源：万梦萍．家庭营养师［M］．北京：中国劳动社会保障出版社，2011：74-75．

### （四）动物性食品组

动物性食物包括畜肉、禽、鱼、蛋等。畜肉、禽、蛋富含优质蛋白质、脂类、脂溶性维生素、B 族维生素和矿物质等，但摄入过多会增加肥胖和心血管疾病等的发病风险，应当适量摄入。鱼类脂肪含量相对较低，且含有较多的不饱和脂肪酸，对预防血脂异常和心血管疾病等有一定作用，可作为首选。

对于婴幼儿而言，吃畜肉应当选瘦肉，不可让婴幼儿食用烟熏或腌制的肉类。

#### 知识链接

## 红皮鸡蛋与白皮鸡蛋的营养价值

有些人在买鸡蛋时很在乎蛋壳的颜色，专门选购红皮鸡蛋，认为红皮鸡蛋比白皮鸡蛋的营养价值高，其实不然。检测结果表明，两者营养素含量并无显著差别。白皮鸡蛋与红皮鸡蛋的蛋白质含量均为 12% 左右；脂肪的含量是红皮的略高，为 11.1%，白皮的略低，为 9.0%；碳水化合物的含量，两者差别不明显；维生素 A 的含量是白皮的较高，红皮的较低；维生素 E 的含量是白皮的较高，红皮的较低；其他营养素的含量，两者相差不明显。

蛋壳的颜色主要是由一种被称为卵壳卟啉的物质决定的。有些鸡血液中的血红蛋白代谢可产生卵壳卟啉，因而蛋壳呈浅红色，而有些鸡如来航鸡、白洛克鸡等不会产生卵壳卟啉，因而蛋壳呈白色，即蛋壳颜色完全是由遗传基因决定的。因此，在选购鸡蛋时，无须在意蛋壳的颜色。

资料来源：中国营养学会．中国居民膳食指南：2016［M］．北京：人民卫生出版社，2016：104-105．

### （五）乳类和豆类组

乳类品种繁多，如普通鲜奶、酸奶、奶酪和奶粉等，是膳食钙和优质蛋白质的重要来源。需要注意的是，普通鲜奶、酸奶、奶酪等的蛋白质和矿物质含量远高于母乳，给婴幼儿食用会增加其肾脏负担，故不宜喂给 7 ～ 12 月龄婴儿，13 ～ 24 月龄幼儿可以将其作为食物多样化的一部分逐渐尝试，但建议少量进食，不能以此完全替代母乳或配方奶。

豆腐和豆芽等是适合幼儿食用的比较安全的豆制品。对于 1 岁以上的幼儿，可以增加豆腐皮等作为进食的豆制品。优质豆腐的选购技巧为：淡黄色或白色；边角完整，不凹凸；口感细嫩，软硬适宜；醇香，无杂质，无异味。优质豆腐皮的选购技巧为：微黄，均匀，片状；表面细腻，薄厚均匀；有弹性，不发黏，无杂质。

### （六）高能量食品组

高能量食物组包括油脂类、糖类、盐类和调味品等，它们主要提供能量。

对于婴幼儿而言，按照《中国居民膳食指南（2016）》的建议，7～24 月龄的婴幼儿辅食不加调味品，尽量减少糖和盐的摄入，这样可以保持婴幼儿的清淡口味。清淡口味的食物有利于提高婴幼儿对不同天然食物口味的接受度，减少其盐和糖的摄入量，降低婴幼儿期及成人期患肥胖症及糖尿病、高血压、心血管疾病的风险。

## 二、营养性食品的储存

为了保证婴幼儿获得健康的食物，食品的储存也是很重要的。以下内容主要针对托育机构进行介绍。

### （一）分架存放

在托育机构中，应将各类食品进行分架存放，不得将食品堆积或挤压存放。架子距离墙壁、地面均在 10cm 以上，以防止食品受潮。需要注意的是，根据食品特点，选择适宜、安全、无害和清洁的储存容器，并将储存容器加以固定。例如：不要用农药包装箱或化肥袋存放粮食、水果和蔬菜，以免引起中毒；食用油应放在干净的玻璃瓶里，不能在塑料桶内长期存放。

### （二）少量储存

任何食品都有保质期，也就是“食品寿命”。一般来说，肉食的保质期是两天至一周。一旦超过保质期，其营养成分、口感等就会发生改变。托育机构应本着少量选购的原则，最多一次性选购一周的食品，以防止出现过期等现象。对于蔬菜和水果，最好做到“当日食用，当天选购”。

### （三）生熟分开

用冰箱保存食物时要注意生熟分开，熟食要加盖储存。因为生的食品未经消毒处理，其上面的细菌比较多，生熟分开可以防止生食和熟食交叉污染，避免婴幼儿肠道感染的发生。托育机构应做到原料、半成品、成品严格分开。

### （四）分类标识

为了更好地进行食品储存，建议托育机构将各类食品进行分类标识。一方面，将不同的食品进行分区存放并进行区域标识；另一方面，对每种食品进行分类标识。标识的内容主要包括食品种类（包括植物性食品、动物性食品、水产品等）、食品名称和购买时间等；对于散装食品，还应标明生产日期、保质期、生产者名称及联系方式等。

### （五）定期检查

托育机构应安排专人定期对各类食品进行检查，及时将变质和过期的食品加以清除。在选择食材时，应遵循先进先出的原则，即先选择日期较早的食品。

除此之外，托育机构还应有相对独立的存放间，并有防鼠、防蝇和防尘等设施，做到通光、通风。

## 实践实训

两人一组模拟为家长介绍各类食品的营养价值。

## 学习效果评价

| 评价内容 | 自我评价（达到打√，未达到画○） | 小组评价（达到打√，未达到画○） | 教师评价（达到打√，未达到画○） |
|---|---|---|---|
| 能够说出各类营养性食品的营养价值 | | | |
| 能够为家长介绍食谱的营养搭配 | | | |
| 能够指导家长进行营养性食品的选择和储存 | | | |

# 任务三　良好饮食习惯的培养

## 一、婴幼儿常见的不良饮食习惯

饮食习惯是指一贯的饮食行为。饮食习惯不良会影响婴幼儿的身体健康、生长发育和智力发展。婴幼儿常见的不良饮食习惯包括偏食和挑食、边吃边玩、暴饮暴食等。

党的二十大报告指出，倡导文明健康生活方式。婴幼儿期良好饮食习惯的培养，对其终身的健康生活具有奠基作用。

### （一）偏食和挑食

偏食是指婴幼儿只喜欢吃某几种食物的不良习惯，例如只喜欢吃鱼、肉，而不喜欢吃蔬菜；挑食是指婴幼儿在就餐时只吃自己喜爱的食物而排斥其他食物。随着婴幼儿自主性的发展，若照料者对婴幼儿偏食、挑食的行为不予以纠正，就可能愈演愈烈。

在现实生活中，有的父母看到孩子不吃某类食物，就想着用其他类食物去代替。例如：孩子不吃蔬菜，就用水果代替；孩子不吃米粉，就用五谷杂粮代替；孩子不吃肉，就用鸡蛋代替。其实这是不对的，因为每类食物的营养成分是不同的，只有全面摄入各类食物，才能满足婴幼儿身体正常发育的需要。

**知识链接**

### 影响婴幼儿出生早期食物偏好的因素

食物偏好在胎儿发育的过程中就已开始形成，并在整个生命周期中持续变化，受生物、社会和环境因素的影响。出生早期是形成食物偏好的关键期，而在婴幼儿期形成的食物偏好可持续至成年期。食物偏好是选择食物的关键，也关联着饮食质量。婴幼儿期建立健康的食物偏好，有助于良好饮食习惯的培养。

#### 一、婴幼儿自身的因素

婴幼儿对甜味、咸味和鲜味有先天的偏好，而对酸味和苦味则是拒绝的，这可能有助于摄入能量和蛋白质密度高的食物，同时避免摄入潜在的有毒食物。但这种先天倾向可能会导致婴幼儿拒绝一些健康食物，如苦味的蔬菜等。不同的基因也决定着婴幼儿对苦味等的敏感度和对食物的偏好。婴幼儿通过接触食物而学习并接受食物的味道，这种味道学习始于子宫内，并在母乳喂养期间持续学习。在辅食添加期间，增加食物多样性可促进婴幼儿接受新食物。婴幼儿越早接触蔬菜，就越容易接受多样化的蔬菜。

注重妊娠母亲的饮食质量，出生早期母乳喂养，满 6 月龄时引入多样化食物，反复尝试，均有助于增强婴幼儿对健康食物的偏好。

## 二、父母的喂养习惯

父母在塑造儿童食物偏好方面起着至关重要的作用，特别是在婴幼儿时期。父母或喂养者对食物的选择以及如何搭配食物，都会影响婴幼儿的食物偏好。食物所包含的社会和情感因素也会影响儿童的偏好。如强迫吃不喜欢的食物会让婴幼儿更厌恶不喜欢的食物；而使用非食物奖励（如贴纸）来鼓励婴幼儿尝试，则可以增强婴幼儿品尝的意愿。父母或喂养者营造一个积极愉快的进餐氛围也能增加婴幼儿对食物的喜爱程度。如伴随着奖励和成人的关注，婴幼儿更容易接受不太喜欢的食物。父母的榜样作用也有利于塑造婴幼儿健康的食物偏好。有的父母或喂养者尝试通过限制来减少婴幼儿接触不健康食物，但这种做法往往适得其反。让婴幼儿参与园艺，帮助烹饪，经常接触到不同的蔬菜和水果，能更有效地促进婴幼儿摄入更多种类的蔬菜和水果。

引导父母充分认识母乳喂养的优点，掌握婴幼儿喂养的知识和技巧，保证父母自身健康的饮食习惯等，都可帮助婴幼儿建立健康的食物偏好。

## 三、社会环境

媒体以及婴幼儿所处的社会环境对其食物偏好和选择也有影响。两岁的幼儿就会要求父母购买电视广告中的食品和饮料。观察性研究发现，某些婴幼儿的不良饮食行为与其观看电视广告有关。社区中能方便地接触到的零食、饮料等食品也明显影响着婴幼儿的早期食物偏好。

限制电视广告、支持母乳喂养、社区健康教育等可以创设良好的社区和社会环境，有利于婴幼儿选择健康食物，培养健康的饮食习惯。

资料来源：杨月欣，葛可佑．中国营养科学全书：下册［M］．2版．北京：人民卫生出版社，2019：1 120．

### （二）边吃边玩

边吃边玩对婴幼儿的身心发展具有不良的影响。首先，婴幼儿边吃边玩，会因为思绪不集中，致使胃肠道的血液供给和胃液、消化酶的分泌减少；其次，边吃边玩会使婴幼儿养成做什么事都不专心、不认真、办事拖拉等坏习惯。

在现实生活中，有的父母为了让婴幼儿多吃点饭，就默许婴幼儿边吃边玩的行为。如有一位妈妈在餐椅上对孩子进行喂食时，总是在餐椅的前方放一个玩具，若孩子玩腻了，她就重新拿另一个玩具给孩子，她会趁孩子玩玩具的时候赶紧把饭喂到孩子嘴里。

### （三）暴饮暴食

在现实生活中，有的父母总觉得婴幼儿吃得越多越好，只要孩子想吃就为其提供，最终导致孩子养成暴饮暴食的习惯，增加了儿童期肥胖症发生的风险。与此同时，暴饮暴食还可能引起急性胰腺炎，危害婴幼儿的健康。

## 二、培养良好饮食习惯的策略

对于 7～24 月龄的婴幼儿而言，他们还主要处于被喂养的阶段。虽然幼儿 1 岁时可以自己进食，但大多数时候还需要照料者进行协助喂养。为培养婴幼儿良好的饮食习惯，可以从“4W1H”入手，即喂什么、如何喂、谁来喂、何时喂和何处喂，如图 4－2 所示。

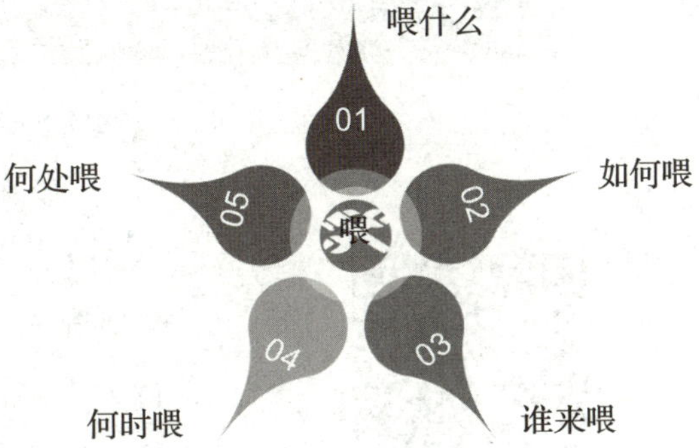


图 4－2　良好饮食习惯培养的“4W1H”

### （一）喂什么（What）：喂多样化的食物

按照年龄段来说，婴幼儿良好的饮食习惯应该从婴儿开始添加辅食时就加以培养。在辅食添加初期，一定要按照辅食添加的顺序，为婴儿提供多样化的食物，只有这样，才能有效避免其以后出现挑食、偏食的不良饮食习惯。

研究表明，7～24 月龄是婴幼儿学习接受新食物的敏感期，只有在这一阶段为婴幼儿提供多样化的食物，才能更好地让婴幼儿学会接受各类食物，进而保证均衡膳食。食物多样化案例如图 4－3 所示。

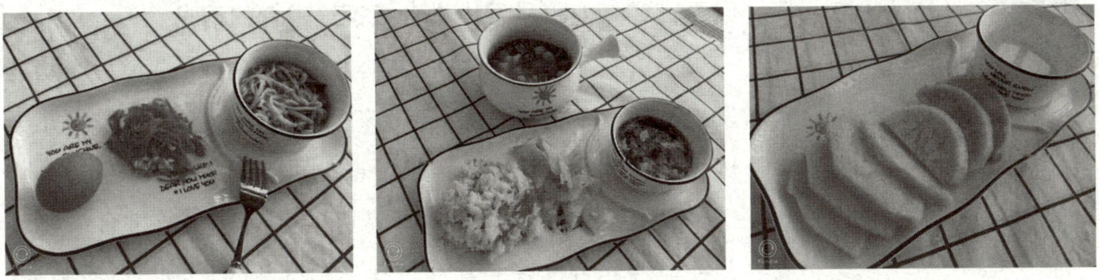

图 4－3　某托育机构早餐、午餐和上午的加餐

如果婴幼儿对某类食物或某一食物不感兴趣，可以尝试变换做法，如把婴幼儿不爱吃的胡萝卜做成其爱吃的饺子皮和面条等，如图 4－4 所示；也可以让婴幼儿参与食物制作过程。

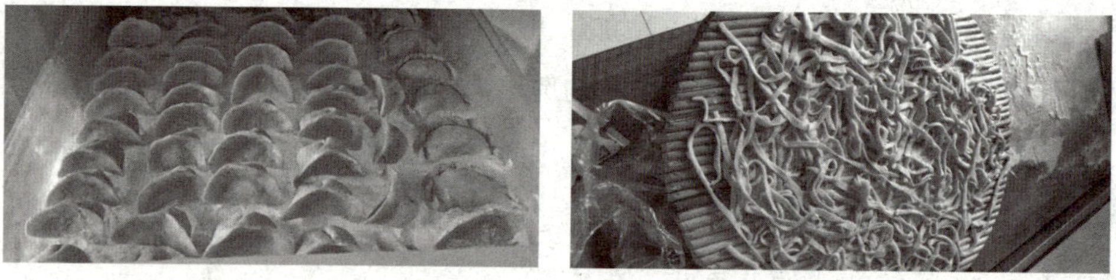

图 4－4　胡萝卜饺子皮水饺和胡萝卜面条

### （二）如何喂（How）：注重顺应喂养

7～24 月龄婴幼儿喂养指南

研究表明，环境因素尤其是家庭因素在塑造婴幼儿饮食行为方面发挥着至关重要的作用。喂养者以强迫等不愉快的方法让婴幼儿接受新食物往往会产生负面作用。

在对婴幼儿进行喂养时一定要尊重婴幼儿，树立“如何正确地喂比喂进去多少更重要”的理念，进行顺应喂养。

#### 1. 顺应喂养的原则

（1）以喂养者为主导，按时为婴幼儿提供合适的食物。喂养者需要准备每天的正餐和点心，按时供给；确保食物健康、安全，并适应相应年龄的婴幼儿；食物的质地、口味等应与相应年龄婴幼儿的咀嚼、吞咽水平相适应。

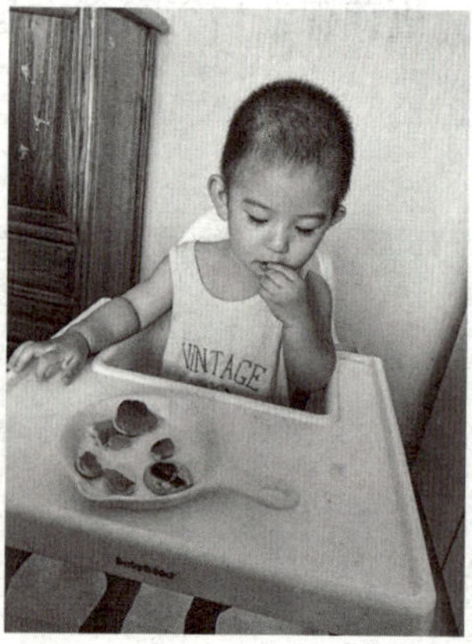


图 4－5　某幼儿自己进食点心

（2）允许并鼓励婴幼儿自己选择。允许婴幼儿在喂养者准备的食物中挑选自己喜爱的食物，允许婴幼儿尝试自己进食、手抓或使用合适的餐具（见图 4－5），鼓励婴幼儿以语言或其他信号发出进食或拒绝进食的请求。

（3）喂养者准确回应婴幼儿的要求。喂养者对婴幼儿发出的饥饿和饱足的信号应该及时给予回应，对婴幼儿尝试自己进食的请求也应该给予正确回应。

（4）婴幼儿在与喂养者良好的互动中完成进食。婴幼儿在与喂养者良好的互动过程中尝试新的食物、自我服务，从而增强婴幼儿对食物的注意与兴趣，增进婴幼儿对饥饿和饱足内在感受的体会和关注，激发婴幼儿以独特和有意义的信号与喂养者进行沟通和交流，并促进婴幼儿逐步学会独立进食。

#### 2. 顺应喂养的具体内容

（1）面对面喂养。通过面对面喂养，喂养者可以及时了解婴幼儿的需求，准确理解婴幼儿饥饿和饱足的信号，并做出针对性的回应。

（2）尽量减少对婴幼儿注意力的干扰。如进食时不要看电视、不玩玩具等。

（3）鼓励自己吃。根据婴幼儿的不同年龄，鼓励婴幼儿抓食或使用餐具进食等，如图 4－6 所示。

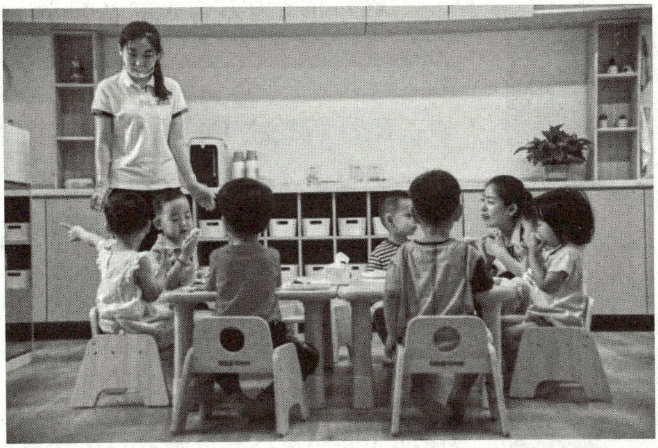

图 4－6　某托育机构的幼儿在进餐

（4）选择合适的餐具。使用固定的小碗、盘子，有助于喂养者了解婴幼儿的进食量。同时可以根据婴幼儿的不同年龄选择合适的小勺等。

（5）不强迫喂养。喂养者应耐心鼓励婴幼儿多吃，但不能强迫进食。在现实生活中，当婴幼儿已经表现出吃饱时，一些喂养者还是喜欢对婴幼儿说："再吃一口，就最后一口（其实喂养者已经说了很多个"最后"了）""你多吃点 ×× 啊，这个营养高（×× 包括了胡萝卜、三文鱼、西蓝花等）"。这种喂养方式是一种变相的强迫进食。

婴幼儿进食技能的训练

### （三）谁来喂（Who）：固定主要喂养者

对于 2 岁以下的婴幼儿来说，为了更好地培养他们良好的饮食习惯，最好固定主要喂养者。在进行喂养的过程中，可以一贯地培养婴幼儿良好的进食行为。若因为各种原因无法固定主要喂养者，就需要喂养者之间达成共识，共同为培养婴幼儿良好的饮食习惯努力。

需要注意的是，主要喂养者一定要拥有良好的饮食习惯。因为在婴幼儿接受新食物的过程中，也会通过观察学习。若主要喂养者饮食习惯不好，有偏食、挑食等现象，婴幼儿也会模仿。

### （四）何时喂（When）：定时喂养

为了避免婴幼儿出现暴饮暴食的不良习惯，需要喂养者帮助婴幼儿形成进食规律。具体来说，婴幼儿的进食要有基本的进食时间表和相对固定的进餐时间。随着年龄的增长，婴幼儿1岁左右就可以形成一日三餐三点的进食模式。

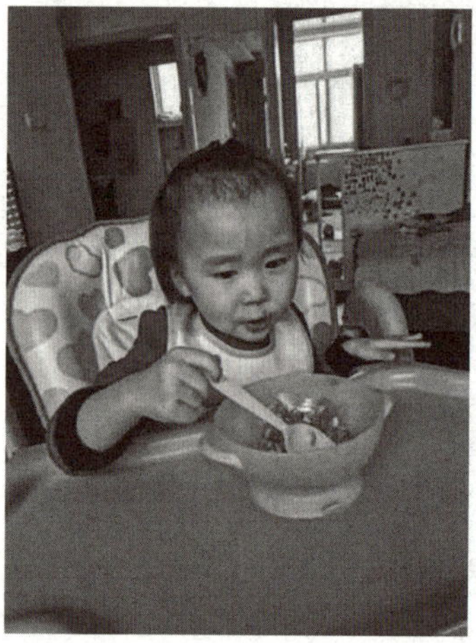

图4－7　某幼儿坐在儿童餐椅上就餐

### （五）何处喂（Where）：定点喂养

在现实生活中，有些喂养者喜欢到处追着喂孩子，或者趁孩子在外面玩耍时进行喂食。其实，这对婴幼儿良好饮食习惯的培养是不利的。对于喂养者而言，一定要为婴幼儿确定固定的进餐地点，可使用婴幼儿专用餐椅就餐，如图4－7所示。需要注意的是，婴幼儿专用餐椅最好放在成人餐桌前，培养婴幼儿和家人一起进餐的习惯。

**小活动**

请扫码观看幼儿在家进食水果的视频，并对该幼儿家长进行相关指导。

某幼儿在家进食水果

### 实践实训

以小组为单位收集7～24月龄婴幼儿的不良饮食习惯，并通过情境模拟的方式展示指导策略。

## 学习效果评价

| 评价内容 | 自我评价（达到打√，未达到画○） | 小组评价（达到打√，未达到画○） | 教师评价（达到打√，未达到画○） |
|---|---|---|---|
| 能够说出婴幼儿常见的不良饮食习惯 | | | |
| 能够理解婴幼儿培养良好饮食习惯的策略 | | | |
| 能够指导家长纠正婴幼儿不良饮食习惯 | | | |

## 项目小结

7～24 月龄婴幼儿是指满 6 月龄（出生 180 天）至 2 周岁（24 月龄）的婴幼儿。这一年龄段的婴幼儿处于食物转换期，即从乳类食物到固体食物的转换时期。在对婴幼儿进行食物转换时，第一阶段需要添加的食物包括富含铁的泥糊状食物、根茎类蔬菜和水果等，第二阶段需要添加的食物包括动物性食物和豆制品。需按照由少量到多量、由一种到多种、由细到粗、由稀到稠的方法进行添加。

按照营养学分类，常见的食物可以分为 6 组：粮食组、蔬菜组、水果组、动物性食物组、乳类和豆类组、高能量食物组。在婴幼儿托育机构，营养性食品的储存需要遵循分架存放、少量储存、生熟分开、分类标识和定期检查的原则。

饮食习惯是指一贯的饮食行为。饮食习惯不良会影响婴幼儿的身体健康、生长发育和智力发展。目前，婴幼儿常见的不良饮食习惯包括偏食挑食、边吃边玩、暴饮暴食等。对于 7～24 月龄的婴幼儿而言，可以从"4W1H"（喂什么、如何喂、谁来喂、何时喂和何处喂）入手，培养他们良好的饮食习惯。

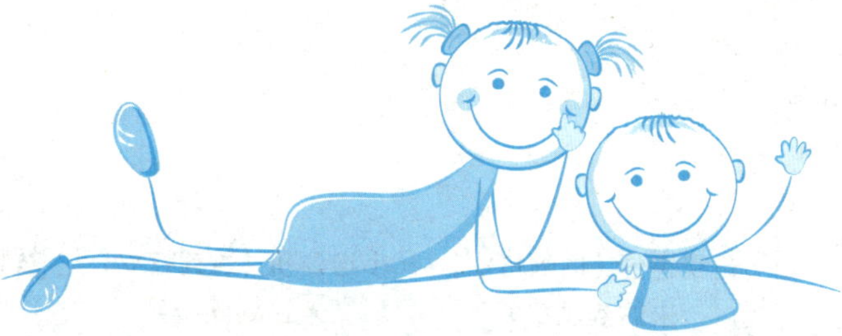

# 项目五　学龄前儿童的膳食

## 学习目标

1. 掌握学龄前儿童合理膳食的意义和学龄前儿童平衡膳食的要求。
2. 理解托幼机构膳食管理的内容、过程及有关的膳食管理制度。
3. 可以运用所学知识分析学龄前儿童带量食谱。

## 学习重难点

1. 学龄前儿童平衡膳食的要求。
2. 托幼机构膳食管理的过程。
3. 学龄前儿童带量食谱的分析。

## 学习方法

1. 在理解的基础上进行相关知识的深入学习和思考。
2. 充分利用网络资源，收集与学龄前儿童膳食相关的案例，并运用所学知识进行分析。
3. 走进托幼机构，通过调查了解托幼机构膳食管理工作的内容和过程。

**教学建议**

1. 教师综合运用多种教学方法调动学生学习的积极性，如案例分析、调查实践和托幼机构见习等，引导学生将所学内容与实际相结合。
2. 教师通过补充有关托幼机构食品安全的相关法律法规来扩充项目学习内容。

**典型工作任务**

学龄前儿童的合理膳食对其近期健康和远期健康意义重大。在托幼机构中，教师需要了解平衡膳食的重要性、学龄前儿童膳食指南和学龄前儿童平衡膳食宝塔，并将这些知识以儿童可以接受的形式传达给儿童。托幼机构的膳食管理工作是一项系统工程，需要托幼机构管理者、一线教师、家长等共同协作。教师应知道托幼机构膳食管理的内容和流程，并遵守膳食管理的相关制度。

在托幼机构中，幼儿营养食谱编制是落实平衡膳食的重要举措。教师应熟悉营养食谱编制的流程，并能将营养食谱的编制理念传达给家长。

思考：幼儿营养食谱编制的依据是什么？如何才能编制出科学、合理的营养食谱？

# 任务一　膳食结构与平衡膳食

## 一、膳食结构

### （一）膳食结构的定义

膳食结构是指膳食中各类食物的数量及在膳食中所占的比重，又称食物结构或膳食模式。膳食结构对人们的营养起着决定性作用。任何一种单一食物都无法提供人体所需的全部营养素，必须由多种食物组成且各种食物的比例适当，才能保证人体所需营养的充足摄入。

典型的膳食结构类型有 4 种：以动物性食物为主的膳食结构、以植物性食物为主的膳食结构、动植物食物平衡的膳食结构和地中海膳食结构。这 4 种膳食结构各有特点，我国居民的膳食结构倾向于以植物性食物为主，这也是大多数发展中国家居民的膳食模式。这种膳食结构的主要特点是：以谷类食品为主，多食蔬菜，兼食水果，以动物性食物作为补充。

《中国居民营养与慢性病状况报告（2020）》指出：近年来，我国居民的膳食结构不合理的问题突出，膳食脂肪供能比持续上升，食用油、食用盐摄入量远高于推荐值，而水果、豆及豆制品、奶类消费量不足。

**小活动**

请分组讨论自己家庭的膳食结构，并进行相关分析。

**知识链接**

### 膳食结构的分析与评价方法

#### 一、膳食结构的分析方法

根据 24 小时膳食调查结果，计算 5 类食物，即谷类，蔬菜和水果类，鱼、禽、肉、蛋类，奶类和豆类，以及油脂类食物的摄入量，然后与《中国居民平衡膳食宝塔》（以下简称《平衡膳食宝塔》）提出的理想膳食模式进行比较，对调查对象的膳食结构进行分析。

#### 二、膳食结构的评价方法

膳食结构评价的依据是《平衡膳食宝塔》。评价方法是根据 24 小时膳食调查结果进行分类，统计各类食物的摄入总量。将调查对象的膳食结构与《平衡膳食宝塔》建议的不同能量膳食的各类食物参考摄入量进行比较，分析判断各类食物摄入量是否满足人体需要。

资料来源：葛可佑．公共营养师：国家职业资格三级［M］．2 版．北京：中国劳动社会保障出版社，2012：35-36．

### （二）学龄前儿童合理膳食的意义

按照《中国居民膳食指南（2016）》的界定，学龄前儿童是指满 2 周岁至满 6 周岁的儿童。合理膳食对学龄前儿童意义重大，主要体现在以下 4 个方面。

1. 为学龄前儿童提供充足的营养，促进其身体生长发育

学龄前儿童生长发育速度较快，基础代谢率高，活动量大，对能量和各种营养素的需要量较高。如果营养素的供给不足或比例失调，就会影响学龄前儿童的生长发育，主要表现为生长发育停滞、体重减轻或不增、抵抗力差等，严重的营养缺乏还会导致一些营养性疾病，如缺铁性贫血、佝偻病等。合理膳食能为学龄前儿童提供种类齐全、数量充足、比例适当的营养素，促进学龄前儿童身体的生长发育。

知识链接

## 全球一半 5 岁以下儿童陷入隐性饥饿

2019 年，联合国儿童基金会发布了《2019 年世界儿童状况：儿童、食物与营养》报告。该报告中指出，虽然 1990—2015 年贫穷国家儿童发育迟缓问题减少了 40%，但在全球 7 亿 5 岁以下儿童中，约 1.49 亿儿童身高与年龄不符；另有 5 000 万名儿童因贫穷而出现慢性虚弱和消瘦问题；3.4 亿儿童（即每两名 5 岁以下儿童中就有一人）缺乏必需的维生素和矿物质，例如维生素 A 和铁，形成隐性饥饿问题。

隐性饥饿是指机体由于营养不平衡或者缺乏某种维生素及人体必需的矿物质，同时又存在其他营养成分过度摄入，从而产生隐蔽性营养需求的饥饿症状。隐性饥饿问题目前仍被大多数家长所忽视。对于儿童来说，微量元素的缺乏可能会导致认知、体格等各方面的发育迟缓，甚至带来不可逆的后果。

资料来源：肖亦敏．全球一半 5 岁以下儿童陷入隐性饥饿［N］．保健时报，2019-10-31.

2. 有助于减少慢性疾病的发生，保障学龄前儿童的身心健康

儿童慢性疾病包括儿童肥胖、高血压、高血脂、2 型糖尿病等。造成儿童慢性病的主要原因是儿童摄入过多的高脂肪食物、高胆固醇食品和过多含糖饮料。

近年来，儿童的超重率和肥胖率猛然上升。《中国居民营养与慢性病状况报告（2020 年）》显示，6 岁以下儿童超重率和肥胖率分别为 6.8% 和 3.6%。儿童肥胖除了影响儿童的身体健康外，还会导致儿童缺乏自信和精神压抑等心理问题。合理膳食能够减少儿童肥胖和慢性疾病发生的机会，保障学龄前儿童的身心健康。

3. 能够促进大脑发育，为学龄前儿童的学习和发展提供基础和保障

学龄前儿童大脑发育迅速，脑重量迅速增加，6 岁时基本达到成人水平；脑细胞

体积增大，神经纤维突起增多、变长，6 岁左右神经纤维髓鞘化完成。随着大脑发育的逐渐完善，脑功能也快速发育。这一时期也是儿童许多领域学习发展的关键期。脑是心理发展的基础，大脑的发育需要充足的营养，并与蛋白质、脂肪、各种矿物质、维生素等的摄入量有着密切关系，合理膳食能为学龄前儿童的大脑发育提供丰富的营养，进而影响其注意力、记忆力及智力发育，为他们的学习和发展提供基础和保障。

#### 4. 有利于学龄前儿童养成良好的饮食习惯

学龄前儿童的食物种类和膳食结构开始接近成人，是饮食行为和生活方式形成的关键时期。良好、合理的饮食习惯可使身体健康地生长发育，不良的饮食习惯则会导致人体正常的生理功能紊乱而易感染疾病。学龄前儿童合理膳食能使儿童接受多样化的食物，不挑食、不偏食，口味清淡、少糖少盐、健康烹调的饮食可影响儿童成年后的膳食模式，使儿童受益终身。

## 二、平衡膳食

平衡膳食是指选择多种食物并经过适当搭配做出的膳食，这种膳食能满足人们对能量及各种营养素的需求。

### （一）学龄前儿童膳食指南

#### 1. 规律就餐，自主进食，不挑食，形成良好的饮食习惯

学龄前儿童应安排早、中、晚 3 次正餐，在此基础上每天至少加餐两次，一般上午和下午各加餐一次；如果晚餐时间较早，可在睡前两小时安排一次加餐。一日三餐的进餐时间要相对固定，尽量固定进餐地点、座位和进食量，不要随意调整。

学龄前儿童容易出现挑食、偏食等不良饮食行为，应适时、正确地加以引导和纠正。成人应成为儿童的榜样，不挑食、不偏食，以身作则，为儿童提供多样化的食物，有意识地引导其接受不同种类的健康食物，渗透食物营养知识。对于儿童不喜欢吃的食物，可以改变烹调方法、创意摆放食物并用其喜欢的餐具来盛放食物，先鼓励孩子从少量开始尝试，遵循鼓励但不强迫的原则，让孩子循序渐进地养成吃多样食物的习惯。

学龄前儿童膳食指南

此外，还要引导学龄前儿童养成专心愉快地进餐、细嚼慢咽、饭前洗手、饭后漱口、饭前不过量饮水、饭后不剧烈运动的习惯。

知识链接

## 如何培养学龄前儿童良好的饮食习惯

济南锦屏幼儿园的胡烨混老师建议通过以下方式培养幼儿形成良好的饮食习惯：

第一，无论是家庭还是幼儿园，都应为幼儿营造一个良好的饮食环境和氛围，把幼儿的注意力吸引到食物上。无论是家人对食物的赞美之情，还是幼儿园老师对食物营养价值的热情介绍，都会激发幼儿对食物的兴趣，这是幼儿形成良好饮食习惯的重要基础。有的幼儿边玩边吃饭或边看电视边吃饭，有的家长甚至满房间追着孩子喂饭，这样的孩子到幼儿园后通常吃饭会很慢，经常注意力不集中，饭菜都凉了还吃不完，严重影响幼儿的健康发展。

第二，要给予幼儿自主用餐的权利。幼儿园从小班一入园就实行自主取餐、自主用餐，孩子们按先后顺序排队，自己拿餐盘，吃多少盛多少，少盛多添，吃饭完全成了他们自己的事情，而不是别人强加给他们的。

第三，培养幼儿良好的饮食习惯需要家庭和幼儿园共同努力。家庭和幼儿园的配合会帮助幼儿建立起一致且稳定的饮食习惯。如果家庭和幼儿园的要求及做法不一致，幼儿往往会无所适从，良好饮食习惯的形成就会成为一个漫长而艰难的过程。因此，幼儿园教师要积极主动地与家长沟通和协商，为家长提供具体可行的办法和建议，共同帮助幼儿养成良好的饮食习惯。

### 2. 每天饮奶，足量饮水，正确选择零食

我国儿童钙的摄入量普遍偏低，2～3岁儿童的膳食钙每天推荐量为600mg，4～5岁儿童为800mg。每天饮用300～400mL奶或适量的奶制品，才可保证学龄前儿童钙的摄入量达到生长发育所需的水平。家长可以以身作则和孩子一起经常喝奶，逐步养成每天喝奶的习惯。对于不喜欢喝奶的儿童，可以食用奶酪、奶片、奶糕等奶制品，保证充足蛋白质和钙的摄入。

学龄前儿童新陈代谢旺盛，活动量大，易出汗，水分需要量也大，应保证每天1 300～1 600mL水的总摄入量（即饮水和膳食中的汤水、牛奶中的水分等的总和）。饮水应以白开水为主，尽量不喝含糖饮料。由于儿童胃容量小，饮水应少量多次，进餐前和睡前避免大量饮水。家长在家里要常备白开水，提醒孩子定时饮用，告知孩子白开水的好处和含糖饮料的危害，不给儿童买含糖饮料，如可乐、奶茶和果汁等。如果孩子想

喝，可在家里自制豆浆和果汁等，但饮后需要及时漱口，以防龋齿。

零食是指非正餐时间食用的各种少量食物和饮料。《中国儿童青少年零食指南（2018）》对学龄前儿童摄取零食的建议如下：（1）吃好正餐，适量加餐，吃少量零食；（2）零食优选水果、奶类和坚果；（3）少吃高盐、高糖和高脂肪零食；（4）不喝或少喝含糖饮料；（5）零食应新鲜、多样、易消化、营养卫生；（6）安静进食，谨防呛堵；（7）保持口腔清洁，睡前不吃零食。

## 知识链接

中国营养学会推荐和限制的零食如下表所示。

推荐和限制的零食

| 推荐 | 限制 |
| --- | --- |
| 新鲜水果、蔬菜 | 果脯、果汁、果干、水果罐头 |
| 乳制品（液态奶、酸奶、奶酪等） | 乳饮料、冷冻甜品类食物（冰淇淋、雪糕等）、奶油、含糖饮料（碳酸饮料、果味饮料等） |
| 馒头、面包 | 膨化食品（薯片、爆米花、虾条等）、油炸食品（油条、麻花、油炸土豆等）、含人造奶油的甜点 |
| 鲜肉、鱼制品 | 咸鱼、香肠、腊肉、鱼肉罐头等 |
| 鸡蛋（煮鸡蛋、蒸蛋羹） | — |
| 豆制品（豆腐干、豆浆） | 烧烤类食品 |
| 坚果类（磨碎食用） | 高盐坚果、糖浸坚果 |

资料来源：中国营养学会．中国居民膳食指南：2016［M］．北京：人民卫生出版社，2016：235．

### 3. 食物应合理烹调，易于消化，少调料、少油炸

学龄前儿童的膳食，在烹调方式上应尽量采用蒸、煮、炖、煨等方式，少用油炸、烤、煎等方式，以保留各种食物的天然味道和质地，从小培养儿童清淡的口味。某幼儿园一日食谱如图 5－1 所示。在食物制作上，首先要做到细、软、烂。面条要软烂，面食最好用发面，肉要切碎，鸡、鱼要去骨刺，花生、核桃要制成泥、酱，瓜果去皮核。尽可能保持食物的原有味道，口味清淡，尽可能少用或不用味精、鸡精、糖精、色素等调味品，不应过咸或油腻。可选天然新鲜香料（如葱、蒜、洋葱、柠檬、香草等）和新鲜蔬果汁（如番茄汁、南瓜汁、菠菜汁等）进行调味。

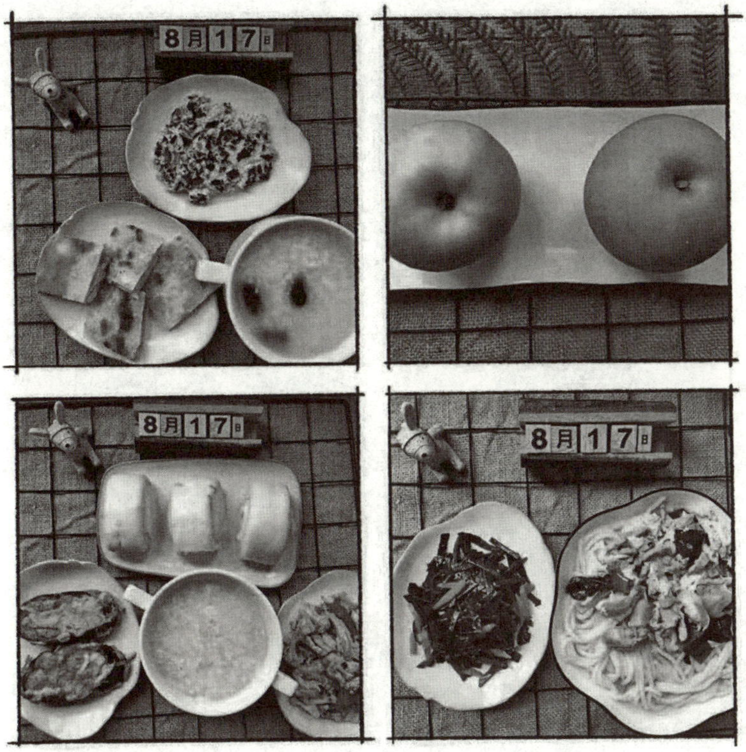

图 5－1 某幼儿园一日食谱

### 4. 参与食物选择与制作，增进对食物的认知与喜爱程度

儿童参与食物的选择与制作，是膳食管理人性化的重要内容。无论是在家庭中，还是在托幼机构中，都可以在保证安全的前提下为儿童提供参与食物选择和制作的机会。如带儿童去市场或超市选购食物，认识各种食物并辨识应季蔬果，让儿童试着自己选择购买蔬菜和水果；节假日带儿童去农田里认识农作物，了解农作物的种植和生长过程；在条件允许的情况下，让儿童参与植物的种植、照料、采摘过程，向儿童介绍各种农作物的生长方式和营养成分，激发他们对食物的兴趣，享受劳动成果；在制作食物的过程中，让儿童参加一些力所能及的劳动，如择菜、揉面团、切块或切条、用手动榨汁机榨果汁、包粽子（见图 5－2）、做月饼等。

### 5. 经常开展户外活动，保障儿童健康生长

学龄前儿童每天应进行至少 60 分钟的体育活动，最好是户外游戏或运动，既可促进皮肤中维生素 D 的形成和钙的吸收，又可以提高儿童基本活动能力和运动技能，以及身体适应能力，从而促进身体生长发育、增强体质。学龄前儿童可以结合日常生活多锻炼，如户外玩耍、散步、爬楼梯等。适量做一些强度较高的运动，如骑小车、快跑、球

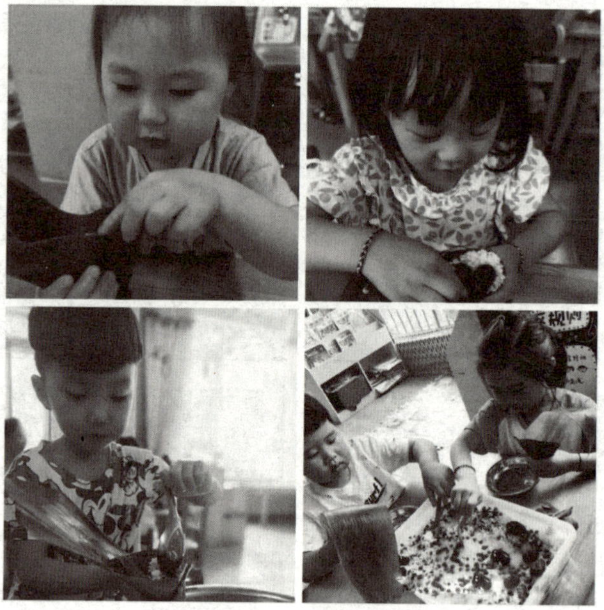

图 5-2 幼儿包粽子

类游戏（见图 5-3）、跳舞等，减少静态活动的时间，控制每天看电视、手机、电脑或玩电子游戏的时间和次数。学龄前儿童生长发育速度较快，应定期测量儿童的身高和体重，及时调整饮食和运动，保证学龄前儿童健康成长。

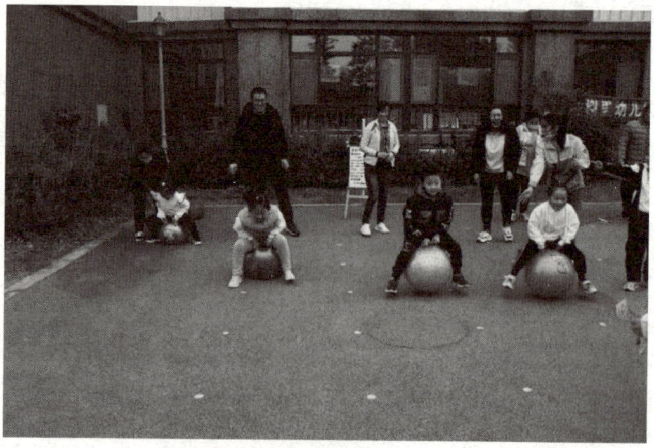

图 5-3 羊角球比赛

### （二）学龄前儿童平衡膳食宝塔

《中国学龄前儿童平衡膳食宝塔》是中国营养学会妇幼营养分会根据学龄前儿童膳食平衡原则制定出来的喂养指南关键推荐示意图。宝塔共有 5 层，形象地说明了学龄前儿童的平衡膳食原则、关键喂养措施以及每日各类食物推荐摄入量。

第一层，谷类和薯类食物。谷类食物推荐每日摄入量：2～3岁儿童75～125g，4～5岁儿童100～150g；薯类食物每日适量摄入。谷薯类食物包括大米、小麦、小米、高粱、荞麦、红薯、马铃薯等。作为宝塔的第一层，这些食物为学龄前儿童提供碳水化合物、蛋白质、膳食纤维和B族维生素，是学龄前儿童热能的主要来源。谷薯类食物应进行合理加工，使其既保持食物良好的感官性状和各种营养素，又有利于学龄前儿童的消化吸收。稻米要少搓少洗，米面蒸煮加碱要适量，少炸少烤，避免营养流失。谷类食物宜与豆类食物混合食用，以提高谷类蛋白质的营养价值，如绿豆大米粥的营养价值要高于绿豆粥和大米粥。

第二层，蔬菜水果类。2～3岁儿童推荐每日摄入蔬菜类食物100～200g、水果100～200g；4～5岁儿童推荐每日蔬菜摄入量为150～300g、水果150～250g。果蔬类食物种类繁多，属于低能量食物，富含维生素、矿物质和膳食纤维等营养物质，对刺激胃肠蠕动、消化液分泌和促进食欲、调节体内酸碱平衡有很大作用。选择蔬菜时应尽量选择新鲜、色泽深的蔬菜；蔬菜的加工宜先洗后切，洗好的蔬菜不要放置时间过长，尤其要避免将切碎的蔬菜长时间浸泡在水中，以避免维生素被氧化破坏；烹调时要急火快炒。新鲜水果含水量高，易腐烂，宜冷藏。水果可制成干果、罐头、果汁、果粉等食品，但在加工过程中营养成分会有不同程度的损失。蔬菜和水果所含营养成分不同，不能互相代替。

第三层，肉蛋禽鱼类。推荐儿童每日摄入鸡蛋50g、肉禽鱼50～75g。肉蛋禽鱼是蛋白质、脂肪及各种微量营养素含量丰富、营养价值较高的食品，但在食用时要注意不可过量，避免增加肠胃负担，造成营养过剩。肉蛋禽鱼在烹调时要尽可能采用煮、蒸、烧等方法，以保存食物的原汁原味，减少营养素的流失，避免油炸和烟熏。过多的烹调油、过度加热都会使营养素加速流失、蛋白质变性。

第四层，奶类、大豆和坚果。学龄前儿童应每日饮奶350～500g。2～3岁儿童每天摄入大豆（适当加工）5～15g；4～5岁儿童每日摄入大豆（适当加工）15～20g，并可适量食用坚果（适当加工）。豆类及其制品富含各类营养素，是优质蛋白质的来源。大豆制品必须经过充分加热煮熟后再食用，不同的加工和烹调方法对大豆蛋白质的消化率有明显影响，豆腐、豆浆的蛋白质消化率远高于整颗大豆，豆类与谷类食物混合食用可以较好地发挥蛋白质的互补作用。坚果可适量食用，但食用时需特别注意安全：3岁前的儿童食用时可把坚果打成泥状；3岁后可直接食用，但食用的时候不要逗笑，成人要在旁边观察，引导儿童慢慢咀嚼，防止异物卡喉。

第五层，油、盐。学龄前儿童膳食应少油少盐。2～3岁儿童每日盐摄入量不超过2g，油10～20g；4～5岁儿童每日盐摄入量不超过3g，油20～25g。

### 实践实训

以小组为单位收集学龄前儿童不良饮食习惯，并通过情境模拟的方式展示指导策略。

### 学习效果评价

| 评价内容 | 自我评价（达到打√，未达到画○） | 小组评价（达到打√，未达到画○） | 教师评价（达到打√，未达到画○） |
| --- | --- | --- | --- |
| 能够说出膳食结构和平衡膳食的定义 | | | |
| 能够理解学龄前儿童合理膳食的意义和学龄前儿童膳食指南 | | | |
| 能够根据平衡膳食宝塔指导喂养者 | | | |

## 任务二　托幼机构膳食管理

托幼机构膳食管理是托幼机构管理工作的重要组成部分，是对托幼机构膳食工作各个环节进行组织实施、管理评价的过程。托幼机构的膳食管理是推进健康中国建设的重要举措，关系到儿童的生长发育和健康成长，以及托幼机构的整体工作质量，是托幼机构管理工作中的一项重要任务。

### 一、托幼机构膳食管理的内容

托幼机构膳食管理的内容包括托幼机构膳食行政管理、饮食安全管理、营养食谱的制订、班级进餐管理等。

### （一）膳食行政管理

托幼机构膳食行政管理包括确定膳食管理目标、制订膳食管理计划、明确工作管理人员及其权责关系、组织膳食管理各环节工作、监控调整膳食管理过程（如建立激励机制、监督系统和制定奖惩条例等）。一般来说，托幼机构膳食行政管理由分管行政的副园长负责。为了更好地开展膳食行政管理，托幼机构需要成立膳食委员会。膳食委员会需要吸纳家长代表参加，定期召开会议并做好会议记录。

#### 知识链接

##### 膳食委员会会议记录表

膳食委员会会议记录表如下表所示。

会议记录表

| |
|---|
| 时间： |
| 出席会议人员： |
| 主持人： |
| 会议议题： |
| 会议记录： |

备注：

（1）由负责召开膳食委员会会议的人员记录。

（2）会议议题：记录会议讨论的需要解决的问题。

（3）会议记录：记录围绕会议议题讨论的主要内容。

党的二十大报告指出，要深入开展爱国卫生运动。托幼机构的饮食安全管理也是落实爱国卫生运动的重要举措。

### （二）饮食安全管理

饮食安全管理主要包括：制定食品安全管理制度（如食堂安全管理制度、食堂卫生管理制度、食物中毒紧急处理预案），建立饮食卫生安全责任制等；组织监督检查食品安全工作，定期与不定期开展食品卫生与安全检查，每周定期检查食品安全工作并填写阶段性食品安全检查表，同时与不定期抽查相结合，保障监督检查贯穿膳食工作全过程；制定托幼机构饮食留验制度，安排饮食留验负责人员，监督饮食留验过程规范操作，管理留验食品盛放器具。

**小活动**

请扫码下载《学校食品安全与营养健康管理规定》，并整理与饮食安全管理相关的内容。

《学校食品安全与营养健康管理规定》

### （三）营养食谱的制订

按照《托儿所幼儿园卫生保健工作规范》的要求，托幼机构应根据膳食计划制订带量食谱。

1. 食谱制订的依据

托幼机构营养食谱制订的依据主要有以下几个：

（1）《中国居民膳食指南（2016）》。

《中国居民膳食指南（2016）》（以下简称《指南》）由中国营养学会编写。它以科学证据为基础，从维护健康的角度为我国居民提供食物营养和身体活动方面的指导，在指导、教育我国居民采用平衡膳食、改善营养状况及增强健康体质等方面具有重要意义。

《指南》中的第二部分为《特定人群膳食指南》，其中包括学龄前儿童膳食指南。学龄前儿童膳食指南中就如何合理安排 2 ～ 5 岁儿童的膳食提出了指导意见，如加餐与正餐之间应间隔 1.5 ～ 2 小时；加餐分量宜少，以免影响正餐进食量；根据季节和饮食习惯更换和搭配食谱等。

（2）《中国居民膳食营养素参考摄入量（2013 版）》。

《中国居民膳食营养素参考摄入量（2013 版）》由中国营养学会编写。它汇集了国内外营养学领域的科研成果和科学共识，用于指导我国居民合理摄入膳食营养素，预防营养缺乏或过量，减少慢性疾病发生的危险。《中国居民膳食营养素参考摄入量（2013 版）》系统介绍了能量、宏量营养素、维生素、矿物质等营养素的性质、功能、推荐摄入量以及主要食物来源。

（3）《中国学龄前儿童平衡膳食宝塔》。

《中国学龄前儿童平衡膳食宝塔》由中国营养学会妇幼营养分会修订并发布。如前所述，《中国学龄前儿童平衡膳食宝塔》以图示的方式将学龄前儿童每天需要摄入的食物进行了量化。

### 2. 食谱制订的流程

（1）确定膳食能量目标。

确定集体用餐对象的膳食能量目标时，首先需要将总体人群区分为性别年龄亚组，然后分别加和（Σ）不同亚组人群的能量需要，最后计算出能量需要的平均数值。

（2）确定宏量营养素膳食目标。

宏量营养素的供给比例为：蛋白质 14%、脂肪 30%、碳水化合物 56%。

（3）根据餐次比计算每餐营养素参考摄入量。

一般来说，早餐和上午加餐占总能量的 30%；午餐和下午加餐占总能量的 40%；晚餐占总能量的 30%。

（4）食物品种和数量的确定。

如果已知能量和 3 种宏量营养素的膳食目标，根据食物成分表中食物含量的多少，就可以确定主食的品种和数量了。主食的品种主要根据用餐者的饮食习惯来确定，一般来说，北方居民以面食为主，南方居民则以大米为主。

在副食品种和数量的确定方面，计算过程如下：

1）计算主食中提供的蛋白质的量。

2）蛋白质摄入目标量减去主食中蛋白质的量，即为副食应提供的蛋白质的量。

3）设定副食中蛋白质的 2/3 由动物性食物供给、1/3 由豆制品供给，据此可求出满足蛋白质需求的各类食物的量。

4）查食物成分表，计算各类动物性食物及豆制品的量。

5）确定蔬菜的品种和数量，要考虑重要微量营养素的含量。

6）确定油脂的摄入量。油脂的摄入应以植物油为主。将需要的总脂肪量减去主、副食食物提供的脂肪数量即为每日植物油的摄入量。

7）确定食盐的摄入量。食盐的摄入量可参考《中国学龄前儿童平衡膳食宝塔》，2～3岁儿童每日小于2g，4～5岁儿童每日小于3g。

8）根据计算的每日每餐的饭菜用量，编制一日食谱。

9）从食物成分表中查出每100g食物所含营养素的量，计算出每种食物所含营养素的量。将所用食物中的各种营养素分别累计相加，计算出每日食谱中各种营养素的量。

10）检查差距和调整。

11）一日食谱确定以后，可根据饮食情况、市场供应情况等因素在同一类食物中更换品种和烹调方法，编制一周食谱。

目前，为了方便托幼机构更好地编制和分析营养食谱，出现了诸多营养食谱编制软件，如图5－4和图5－5所示。这类软件依据儿童对能量和营养素的需求、食物成分表等，为托幼机构提供方便、快捷和省时省力的营养食谱编制和分析服务。

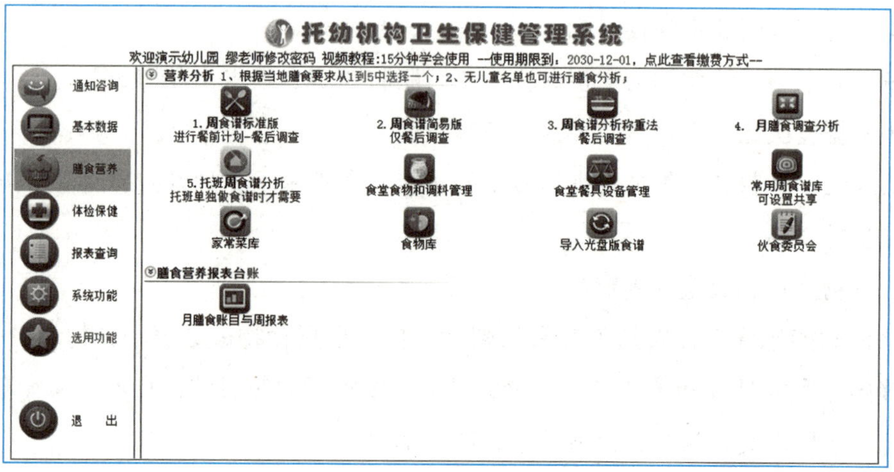


图5－4　托幼机构卫生保健网络管理系统——膳食营养模块

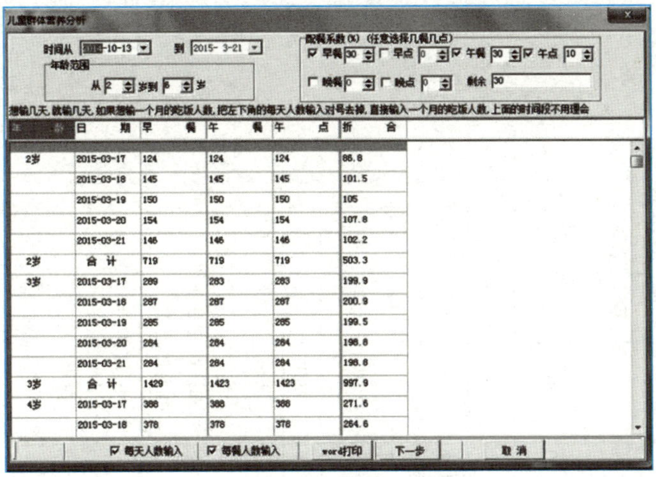


（1）

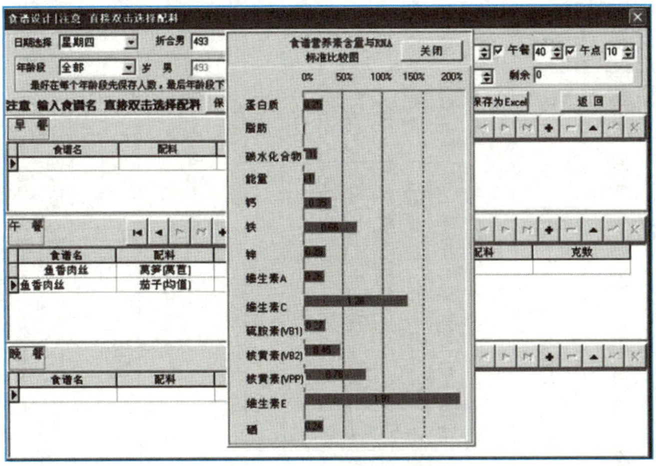


（2）

图 5－5　幼儿园食谱营养分析软件

在营养食谱编制软件中，只需要确定好儿童数量、年龄和配餐比例，就可以实现食谱编制的自动化。

营养食谱编制软件可以根据《托儿所幼儿园卫生保健工作规范》的要求，生成膳食营养分析表（见图 5－6）和营养分析总报告（见图 5－7）。

## 托幼机构膳食营养分析表

**托幼机构名称：×× 幼儿园　提供餐次：上午点心　午餐　下午点心　日期：2021-05-04—2021-05-08**

一、平均每人进食量

| 食物类别 | 细粮 | 杂粮 | 糕点 | 干豆类 | 豆制品 | 蔬菜总量 | 绿橙蔬菜 | 水果 | 乳类 | 蛋类 | 肉类 | 肝 | 鱼 | 糖 | 食油 |
|---|---|---|---|---|---|---|---|---|---|---|---|---|---|---|---|
| 数量（g） | 82 | 4 | 20 | 1 | 138 | 156.6 | 75.4 | 28.6 | 0 | 14.4 | 35 | 12 | 20.8 | 4.5 | 9 |

二、营养素摄入量

| | 热量 | | 蛋白质 | 脂肪 | 视黄醇当量 | 维生素 A | 胡萝卜素 | 维生素 $B_1$ | 维生素 $B_2$ | 维生素 C | 钙 | 锌 | 铁 |
|---|---|---|---|---|---|---|---|---|---|---|---|---|---|
| | （千卡） | （千焦） | （克） | （克） | （微克） | （微克） | （微克） | （毫克） | （毫克） | （毫克） | （毫克） | （毫克） | （毫克） |
| 平均每人每日 | 660.775 | 2 765.872 | 27.876 | 20.829 | 1 121.411 | 848.223 | 1 635.858 | 0.377 | 0.491 | 29.861 | 233.941 | 4.271 | 8.963 |
| DRIs | 1 642.86 | 6 876.683 | 55 | | 500 | | | 0.7 | 0.7 | 70 | 800 | 12 | 12 |
| 比较（%） | 40.22 | 40.22 | 50.68 | 2 | 224.28 | | | 53.86 | 70.14 | 42.66 | 29.24 | 35.59 | 74.69 |

三、热量来源分布

| | | 脂肪 | | 蛋白质 | |
|---|---|---|---|---|---|
| | | 要求 | 现状 | 要求 | 现状 |
| 摄入量 | （千卡） | 221.786 ～ 258.75 | 187.461 | 88.714 ～ 110.893 | 111.504 |
| | （千焦） | 928.352~1 083.078 | 784.674 | 371.341 ～ 464.176 | 466.733 |
| 占总热量（%） | | 30% ～ 35% | 27.78% | 12% ～ 15% | 16.52% |

四、蛋白质来源

| 摄入 | 优质蛋白质 | | |
|---|---|---|---|
| | 要求 | 动物性食物 | 豆类 |
| 摄入量（克） | | 10.065 | 6.197 |
| 占蛋百质总量（%） | ≥ 50% | 36.11% | 22.23% |

五、膳食费使用

当月膳食费：　人

本月总收入：　元
本月总支出：　元
盈亏：　元
占总收入：　元

图 5－6　托幼机构膳食营养分析表

## 营养分析总报告（餐前带量食谱单人平均日摄入量）

幼儿园：× × 幼儿园　调查日期：2021-05-04—2021-05-08

餐式：上午点心、午餐、下午点心　进餐人数：7　总评分（至少 94）：94.24

一、营养素摄入量

| 营养素 | 全天推荐量 | 在校摄入量 | 要求百分比 | 实际百分比 | 评价 | 扣分 |
|---|---|---|---|---|---|---|
| 蛋白质（g） | 55 | 27.875 5 | 35% ～ 45% | 50.68% | 略多 | -0.63 |
| 能量（kcal） | 1 642.86 | 660.775 | 40% ～ 50% | 40.22% | ok | 0 |
| 钙（mg） | 800 | 233.941 | ≥ 35% | 29.24% | 不足 | -0.82 |
| 铁（mg） | 12 | 8.963 | ≥ 35% | 74.69% | ok | 0 |
| 锌（mg） | 12 | 4.271 57 | ≥ 35% | 35.6% | ok | 0 |
| 视黄醇当量 /A（μg） | 500 | 1 121.411 | ≥ 35% | 224.28% | ok | 0 |
| 硫胺素 /$B_1$（mg） | 0.7 | 0.377 | ≥ 35% | 53.86% | ok | 0 |
| 核黄素 /$B_2$（mg） | 0.7 | 0.491 | ≥ 35% | 70.14% | ok | 0 |
| 尼克酸（mg） | 7 | 5.881 | ≥ 35% | 84.01% | ok | 0 |

二、热量的营养素来源比例及主要营养素比例关系

| 营养素 | 要求百分比 | 实际百分比 | 扣分 |
|---|---|---|---|
| 蛋白质 | 11% ～ 15% | 16.52% | -1.01 |
| 脂肪 | 30% ～ 35% | 27.78% | -0.74 |
| 其中：动物脂肪 | 30% ～ 50% | 22.31% | -2.56 |
| 碳水化合物 | 50% ～ 60% | 55.7% | 0 |
| 钙磷比 | 1 : 0.5 ～ 2 | 1.67 | 0 |

三、热量的食物分类来源

| 食物类别 | 摄入量（g） | 供能（kcal） | 百分比 | 扣分 |
|---|---|---|---|---|
| 谷类 | 96 | 330.03 | 49.95% | 0 |
| 豆类 | 155 | 61.644 | 9.33% | 0 |
| 蔬菜、水果 | 169 | 36.694 | 5.55% | 0 |
| 动物性食物 | 70 | 85.261 | 12.9% | 0 |
| 其他 | 37.3 | 147.146 | 22.27% | 0 |

四、蛋白质的食物分类来源

| 食物类别 | 摄入量（g） | 蛋白质（g） | 百分比 | 扣分 |
|---|---|---|---|---|
| 谷类 | 96 | 8.132 | 29.17% | 0 |
| 豆类 | 155 | 6.197 | 22.23% | 0 |
| 动物性食物 | 70 | 10.065 | 36.11% | 0 |
| 其他 | 206.3 | 3.481 5 | 12.49% | 0 |

五、营养分析建议

热量总量合理，其中：蛋白质偏多，可适当减少蛋、豆、奶类；脂肪比例偏少，可适当增加油、肉类；碳水化合物合理。另：蛋白质中，优质蛋白（豆类 + 动物类）比例合理；脂肪中动物脂肪占比偏低。

图 5－7　营养分析总报告

### 3. 食谱的呈现方式

营养食谱的呈现方式没有固定要求，各个托幼机构可根据自己的需要展示每周的食谱，有的托幼机构会将当日的食谱用实物加以呈现。

## 案 例

### 【每周食谱】栢悦美食

爱在健康中成长，爱在点滴中呵护，爱在味蕾中绽放，一年四季，一日三餐，唯有美食不可辜负。合肥栢悦幼儿园每周发起美食共享，让我们一起来看看吧！

合肥栢悦幼儿园食谱
（2021-7-19—2021-7-23）

| | 星期一 | 星期二 | 星期三 | 星期四 | 星期五 |
|---|---|---|---|---|---|
| 早餐 | 鹌鹑蛋<br>蒸胡萝卜<br>黄瓜蛋饼<br>菠菜平菇肉沫面 | 土鸡蛋<br>蒸紫薯<br>萝卜肉包<br>黑米粥 | 五香鹌鹑蛋<br>蒸南瓜<br>豆沙包<br>绿豆粥 | 土鸡蛋<br>蒸铁棍山药<br>肉松花卷<br>三鲜面片 | 鹌鹑蛋<br>蒸红薯<br>什锦包子<br>枸杞燕麦粥 |
| 水果 | 火龙果<br>橙子 | 苹果<br>西瓜 | 梨<br>哈密瓜 | 香蕉<br>哈密瓜 | 水果拼盘<br>（西瓜、千禧、苹果、红火龙果） |
| 主食 | 香米饭 | 面食 | 香米饭 | 碎金饭 | 香米饭 |
| 午餐 | 太阳肉<br>蒜苔木耳炒肉<br>甜椒胡萝卜丝<br>冬瓜肉丸汤 | 田园炒面<br>毛豆杂酱<br>蒜蓉空心菜<br>青菜鱼丸汤 | 糖醋里脊<br>酱爆鸡丁<br>上汤娃娃菜<br>玉米老鸭汤 | 米粉肉<br>西红柿炒鸡蛋<br>蚝油西蓝花<br>紫菜虾皮蛋汤 | 面筋塞肉<br>肉沫圆茄<br>醋熘大白菜<br>青菜肉丝蛋汤 |
| 营养水 | 冰糖百合水 | 红豆薏仁水 | 苹果水 | 冰糖山楂水 | 菊花水 |
| 茶点 | 酸奶<br>南瓜饼 | 牛奶<br>切片面包 | 酸奶<br>菠菜奶香馒头 | 牛奶<br>大理石包 | 酸奶<br>甜面饼 |

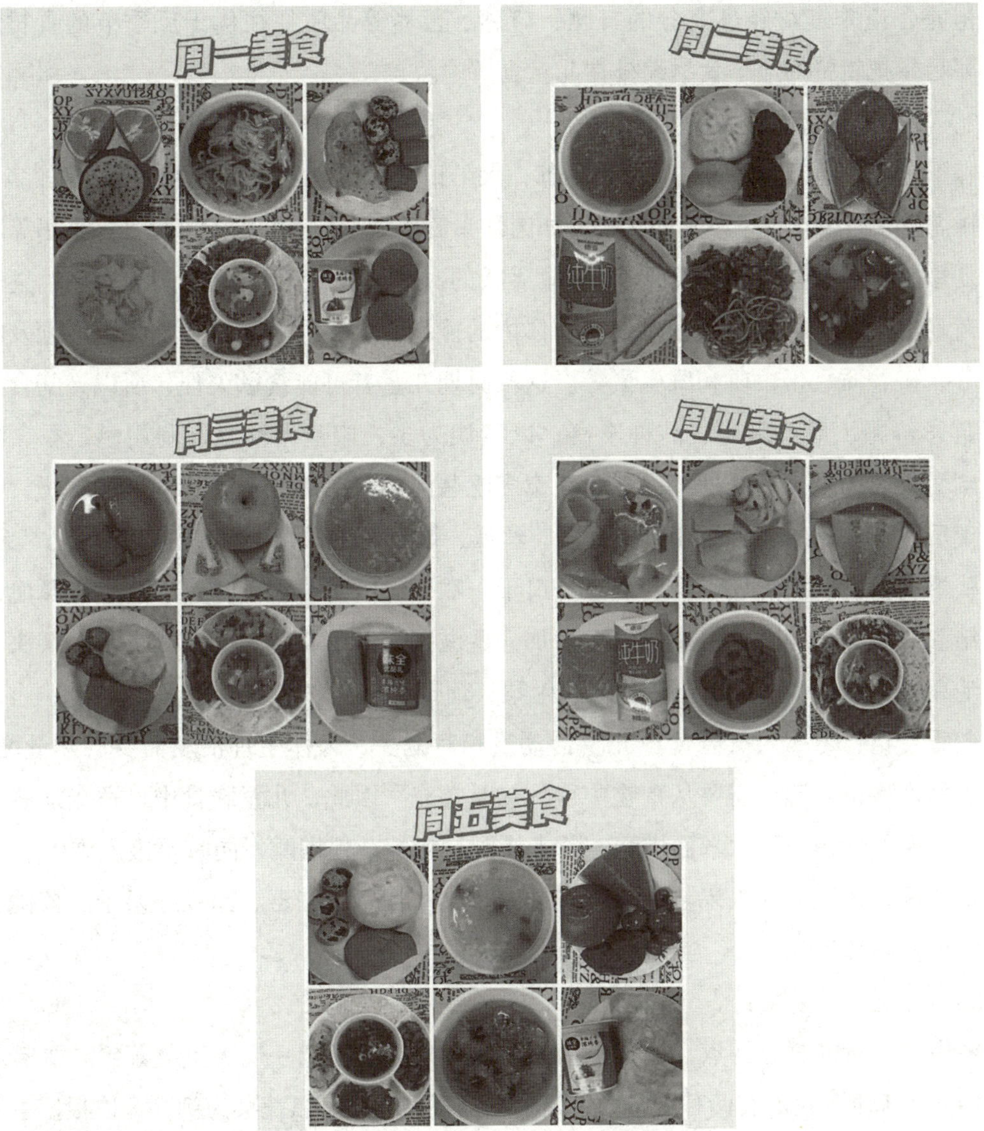


资料来源：合肥栢悦幼儿园微信公众号。

### 4. 食谱制订的注意事项

（1）按地域特点编制食谱。

各地的食品供应情况不同，制订食谱时应经常了解当地市场的食品供应情况，并总结出当地市场食品供应的规律，保证儿童食谱体现当地特色，如深圳的托幼机构会使用橄榄菜（广东潮汕地区的风味小菜）作为食材、青岛的托幼机构会较多地使用海产品等。

（2）按季节编制食谱。

1）将新鲜的应季食材编排在食谱中。

当前，随着大棚技术和储存技术的发展，人们一年四季都可以吃到各种各样的食品。但是，应季食材经过充分的日晒，口感、营养等品质往往优于反季节的食材。所以，要尽量把新鲜的应季食材编排在儿童食谱中。

2）按照季节特点编制幼儿食谱。

春季食谱：春天阳光明媚，万物复苏，太阳日照好，这时儿童需要的钙量比较多，食谱安排需要多考虑含钙量丰富的食物，如肉骨头黄豆汤、紫菜虾皮汤、海带、牛奶等。

夏季食谱：夏季是人体新陈代谢最活跃的时期，由于天气炎热，出汗多，昼长夜短，睡眠时间较少，活动量相对增大，体内的能量消耗多，血液循环加快，必须及时补充水分、矿物质、蛋白质和维生素等。这段时期儿童有可能食欲欠佳，所以，膳食必须注意色彩鲜艳、形式多样、品种丰富，以清淡为主，避免太油腻，利用色、香、味和形来刺激儿童的食欲。另外，注意让儿童多吃些清热、解毒、消暑、利湿的食物，如西瓜、苦瓜、黄瓜、冬瓜、西红柿、百合、丝瓜、绿豆、米仁、生菜和豆芽菜等。

秋季食谱：秋天天气干燥，儿童易口干、喉干、唇角开裂、鼻腔干燥、出鼻血、大便干结和皮肤干燥等。食谱中可以多增加一些滋阴润肺的食物，如荸荠、藕、芋头、芦笋、毛豆、山药、鸭蛋、鸡蛋、苹果、生梨、葡萄、山楂和芝麻等。

冬季食谱：冬天天气寒冷，儿童活动量相对减少，人体生理活动需要的热量增加，儿童容易产生饥饿感，需要从食物中得到热量补充。因此，儿童膳食中可适当加些高热量、高蛋白的食物，注意米面搭配、荤素搭配、粗细杂粮搭配，同时要摄入维生素 C 含量丰富的深绿色蔬菜和水果。另外，安排儿童吃些红薯、红枣、赤豆、栗子、核桃和萝卜等，可提高其免疫力。

（3）一周无重复菜肴。

考虑到儿童的身心特点，托幼机构的营养食谱需要做到一周无重复菜肴。要实现托幼机构一周无重复菜肴有两种途径：一是食物品种多样化。以蔬菜为例，可以根据季节特点选择多样化的应季蔬菜，如胡萝卜、西蓝花、豆芽、杏鲍菇、土豆、芋头、山药和菠菜等。二是制作工艺多样化。以大米为例，可以煮粥、蒸米饭，还可以做焖饭、珍珠丸子等。

**小活动**

收集某托幼机构的一周食谱，并运用所学知识加以评析。

### （四）班级进餐管理

班级进餐管理主要包括餐前准备、进餐指导、特殊体质儿童的进餐护理、餐后整理、餐具清洗与消毒管理等环节。餐前准备包括良好进餐环境的创设，如餐桌清洁消毒、进餐氛围的营造，指导儿童餐前盥洗、分发餐具，指导儿童做值日；进餐指导包括分餐、取餐及良好进餐习惯的培养；特殊体质儿童的进餐护理包括对营养不良儿童、易患病儿童、肥胖儿童和食物过敏儿童的特殊护理；餐后整理包括收拾餐桌、餐具、地面，引导儿童擦嘴、漱口、餐后活动等；餐具清洗与消毒管理包括教师送回餐具和厨房回收餐具。

某幼儿园餐前准备视频

某幼儿园餐前教育及餐前播报教育视频

某幼儿园进餐环节视频

某幼儿园餐后整理视频

## 二、托幼机构膳食管理过程

托幼机构膳食管理贯穿托幼机构膳食工作的始终，具体包括成立膳食管理和监督机构、制订膳食管理计划、组织与实施膳食工作、检查与调整膳食管理工作、总结与评价膳食工作等。

### （一）成立膳食管理和监督机构

建立健全托幼机构膳食领导机构，成立由园长、副园长、营养师、厨房管理员、保管员、厨师代表、教师代表、家长代表和财务人员等相关人员组成的膳食管理委员会，以园长为第一责任人，分管园长负责日常管理工作，其他工作人员各负其责。膳食管理委员会的职责是确定配餐食谱；负责食堂米、面、油、蛋和奶等大宗食品及原辅材料的公开招标；负责食堂日常管理和监督；负责和督促定期公开食堂财务收支状况等相关信息。膳食管理委员会的组成人员、工作制度和工作职责要上墙上网公布，接受社会监督。

托幼机构膳食管理委员会应定期召开会议，内容包括对膳食计划、食谱制订、营养分析、食物购买渠道、食物加工、进餐情况和餐费使用情况等进行管理、监督与评价，对膳食工作进行阶段性总结与改进。托幼机构每周应向家长公布带量食谱，通过宣传栏张贴或微信公众号公布，主动接受家长监督。这样也便于家长根据托幼机构的饮食安排调整儿童在家期间的饮食结构，共同保证儿童的营养需求。

同时，托幼机构家长委员会对膳食经费使用情况享有知情权、参与决策权、评价权、质询权和监督权。家长委员会应不定期对厨房食材、食物储存、留样食品和伙食资料完善情况等进行检查，定期听取托幼机构膳食工作报告。托幼机构应定期或不定期向家长通报膳食管理的重要措施和计划，听取家长的意见和建议。

**小活动**

分组拟定托幼机构膳食委员会的工作职责。

**案 例**

### 家园共努力 助推食育行——某幼儿园伙委会活动

幼儿园膳食营养工作是衡量办园质量的重要指标之一，制订合理的“幼儿园带量食谱”，为幼儿提供“全面、平衡、适量”的膳食，是保证幼儿健康成长的一项重要措施。为此，某幼儿园邀请了幼儿家长共同参与幼儿园的伙委会活动。

保育主任向大家介绍了食谱制订的标准以及科学合理的营养搭配，进一步加深了家长对幼儿园食育工作的认可、支持和理解。

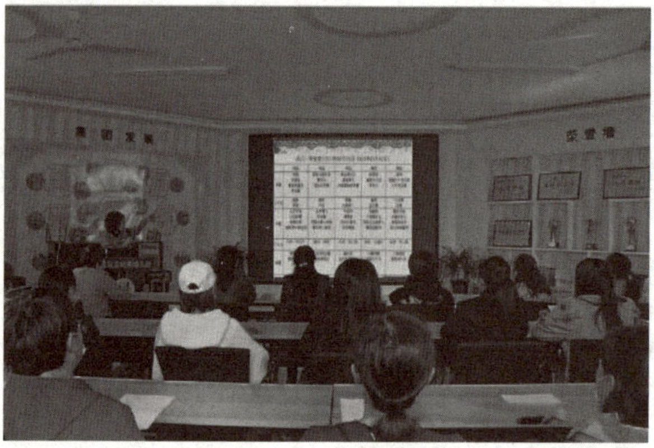

幼儿园的营养专家从幼儿的生理特点、春季营养补充等方面，详细地为大家介绍了

各类食物的营养价值以及如何根据孩子的身体情况补充营养。同时，针对家长提出的问题和疑惑进行了专业、细致的解答。

保育老师向家长们介绍了幼儿园食育课程的背景、内容和课程实施的系列活动，更新了家长们对传统食育的认知。

幼儿园还为家长提供了花样面点、特色美食，并邀请家长填写意见反馈表。

### （二）制订膳食管理计划

托幼机构膳食管理计划关系到托幼机构膳食工作的方向和方法，影响托幼机构膳食工作的实施效果。一般来说，膳食管理计划由托幼机构的膳食工作目标、工作内容、工作分工、实施方法和效果评价等构成。

制订托幼机构膳食管理计划需要注意以下几个方面：首先，膳食管理计划的制订应以《托幼机构管理工作计划》和《托幼机构卫生保健工作计划》为依据，相关内容保持一致。其次，托幼机构膳食管理计划应以上学期膳食管理工作总结的经验为基础。例如，某幼儿园对幼儿进行餐前3分钟教育，讲一些进餐时的安全知识、今日饭菜营养等，让幼儿了解食物的营养，注意进餐的安全与卫生，起到了很好的效果，这一措施便可以继续实施。又如，某幼儿园发生一起幼儿食物中毒事件，原因是食物中农药残留超标，那么严把食物采购关就应该是新学期膳食工作的重要内容之一。最后，托幼机构膳食管理计划的制订还需要考虑幼儿的营养需求、季节特点、食品卫生和科学烹饪等因素，力求使计划切实可行，既具有一定的科学性，又符合托幼机构的实际情况。

### （三）组织与实施膳食工作

托幼机构膳食工作的组织与实施包括人员分工、流程安排、空间规划和时间安排等方面的内容。

托幼机构直接参与膳食工作的人员有托幼机构领导、营养师、保健医师、厨师、采购员和库房管理员等，他们的具体工作职责如表5－1所示。

**表5－1　托幼机构膳食管理相关人员工作职责一览表**

| 人员 | 工作职责 |
| --- | --- |
| 托幼机构领导 | （1）负责整个膳食工作的监督、管理和协调工作。<br>（2）负责对伙食专款项目进行核查。<br>（3）定期组织召开膳食管理委员会会议。 |

续表

| 人员 | 工作职责 |
| --- | --- |
| 营养师 | （1）根据季节变化、市场供应和幼儿生理特点等因素制订每周营养食谱，计算每日采购量，监督采购过程。<br>（2）指导厨师在食物制作过程中最大限度地保存食物营养。<br>（3）经常巡视幼儿进餐情况，发现问题及时改进。 |
| 保健医师 | （1）根据季节变化对食物选择提出建议。<br>（2）对需要进行食疗的体弱儿进行特殊饮食安排并随访。<br>（3）对全员幼儿体格发育情况进行分析，并提出膳食建议。 |
| 厨师 | 熟练掌握多种菜肴、面点的制作方法，美食精做，保证食物的色、香、味、形及口感。 |
| 采购员 | 严格执行原料索证制度，按照带量食谱的预算量进行科学采购，保证食物原材料的品质。 |
| 库房管理员 | （1）负责库房食物的入库、保存、出库，出入库账目清楚。<br>（2）根据食物保鲜要求妥善保管食材。<br>（3）禁止非食品进入库房，防止误拿误食。<br>（4）经常检查食品的保质期。 |

托幼机构膳食工作主要流程包括制订带量食谱、计算采购量及食堂分发、采购各种原料、原料验收及烹饪、按量发放、班级进餐和餐食费核算 7 个环节。在空间规划方面，托幼机构食堂应有粗加工间、切配间、烹饪间、面点制作间、消毒间、备餐间、食品库房和更衣室等场所，各间应根据其功能和使用要求制定相应的管理制度，保证食物储存、加工环节的安全卫生。在时间安排上，根据幼儿生理特点及托幼机构一日的生活内容安排三餐两点、三餐一点或两餐两点。一般来说，两正餐之间的时间间隔应不少于 3.5 小时。

### （四）检查与调整膳食管理工作

在托幼机构膳食管理过程中，需经常对膳食管理计划及实施过程进行检查，并根据检查结果对膳食管理计划进行适当调整，以利于膳食管理工作科学、有序地进行。膳食工作检查分为定期检查和不定期抽查，内容包括对带量食谱、食堂工作流程、食堂卫生情况、食堂安全操作、食堂台账及幼儿进餐情况等进行检查。

对膳食工作的检查与调整是托幼机构膳食管理的重要环节，托幼机构膳食工作的检查应以膳食工作目标为依据，有目的、有步骤地进行，实事求是，明确检查的目的在于总结经验、发现问题，以便制订合理的调整措施，改进工作，实现膳食管理目标。

### （五）总结和评价膳食工作

托幼机构膳食工作的总结与评价是膳食管理的最后一个环节，起着检测工作过程、判断工作成效、反馈工作问题的作用，同时也有解决膳食工作问题、指导今后膳食工作方向及问题预防的功能，为下一阶段膳食工作计划的制订提供依据，使膳食管理工作科学化、规范化。一般膳食工作总结应包括以下内容：阶段膳食工作任务的完成情况、膳食供应的质量、膳食工作人员的工作态度、膳食工作成效、存在的问题和不足、今后膳食工作的方向等。

案　例

## 某幼儿园的膳食管理工作

幼儿园的膳食关系到每一位幼儿的健康成长，也牵动着每一位家长的心。寻找一条让幼儿喜爱、让家长放心、符合科学营养的膳食管理途径十分重要。

多年来，某幼儿园始终将幼儿膳食工作做为重点工作来抓，并从以下方面进行了精细化管理：合理规划食堂布局、规范内容建设标准；加强从业人员业务培训与能力提升；夯实一日工作流程、保证幼儿饮食安全；科学制订营养食谱、促进幼儿健康成长；重视厨房宣传工作，“明厨亮灶”，开放管理等。

在管理过程中，该幼儿园不仅注重抓管理质量，也注重问题的发现、分析和解决。通过调研，幼儿园先后总结梳理了以下问题：营养性疾病有逐年增加趋势；家长及教师的饮食观念已滞后；食堂从业人员缺乏专业营养知识；幼儿膳食管理模块亟待补充。

为了解决上述问题，使幼儿园膳食管理更加科学并与时代要求、园所发展、幼儿发展相适应，该幼儿园从2018年开始，在营养专家的指导下，开展了幼儿营养膳食管理项目。

通过开展有效合作，借助专家的专业引领，该幼儿园营养膳食管理工作不断优化，幼儿园连续几年被评为餐饮服务示范单位。

## 三、托幼机构膳食管理制度

### （一）膳食营养管理制度

托幼机构膳食应种类丰富、搭配合理、营养均衡，才能保证儿童摄入足够的营养，满足其身心发展的需要。托幼机构应规范营养食谱的制订，根据儿童的年龄特点和季节变化，依据膳食搭配原则，科学、合理地制订营养食谱，每周或每两周更换一次儿童食谱，保证儿童膳食营养全面、均衡和合理。同时，完善托幼机构就餐分餐管理制度，明确用餐时间及各岗位人员职责，保证规范用餐。

知识链接

### 《托儿所幼儿园卫生保健工作规范》中对“膳食营养”的相关要求

（1）托幼机构应当根据儿童生理需求，以《中国居民膳食指南（2016）》为指导，参照中国居民膳食营养素参考摄入量（DRIs）和各类食物每日参考摄入量，制订儿童膳食计划。

（2）根据膳食计划制订带量食谱，1～2周更换一次。食物品种要多样化且合理搭配。

（3）在主副食的选料、洗涤、切配、烹调过程中，方法应当科学、合理，减少营养素的损失，符合儿童口味清淡、营养合理的要求。烹调食物注意色、香、味、形，提高儿童的进食兴趣。

（4）托幼机构至少每季度进行一次膳食调查和营养评估。儿童热量和蛋白质平均摄入量全日制托幼机构应当达到“DRIs”的80%以上，寄宿制托幼机构应当达到“DRIs”的90%以上。维生素A、维生素$B_1$、维生素$B_2$、维生素C及矿物质钙、铁、锌等应当达到“DRIs”的80%以上。三大营养素热量占总热量的百分比分别是：蛋白质12%～15%、脂肪30%～35%、碳水化合物50%～60%。每日早餐、午餐、晚餐热量分配比例分别为30%、40%和30%。优质蛋白质占蛋白质总量的50%以上。

（5）有条件的托幼机构可为贫血、营养不良、食物过敏等儿童提供特殊膳食。不提供正餐的托幼机构，每日应至少提供一次点心。

## （二）食品安全管理制度

托幼机构食品安全管理是膳食管理工作的重点。托幼机构食堂应当按照《食品安全法》《食品安全法实施条例》《食品经营许可管理办法》等有关法律法规的要求取得食品经营许可证（见图5-8），建立健全各项食品安全管理制度。

具体来说，托幼机构应建立食品安全管理组织，明确食品安全管理人员，加强食品原材料采购查验管理、食堂各间场所环境管理、设施设备运行维护管理、食物餐具清洗消毒管理、食物加工操作管理、从业人员健康管理，建立食品留样制度（见图5-9）和食品安全突发事件应急处理预案，避免危及或损害儿童健康的事件发生。

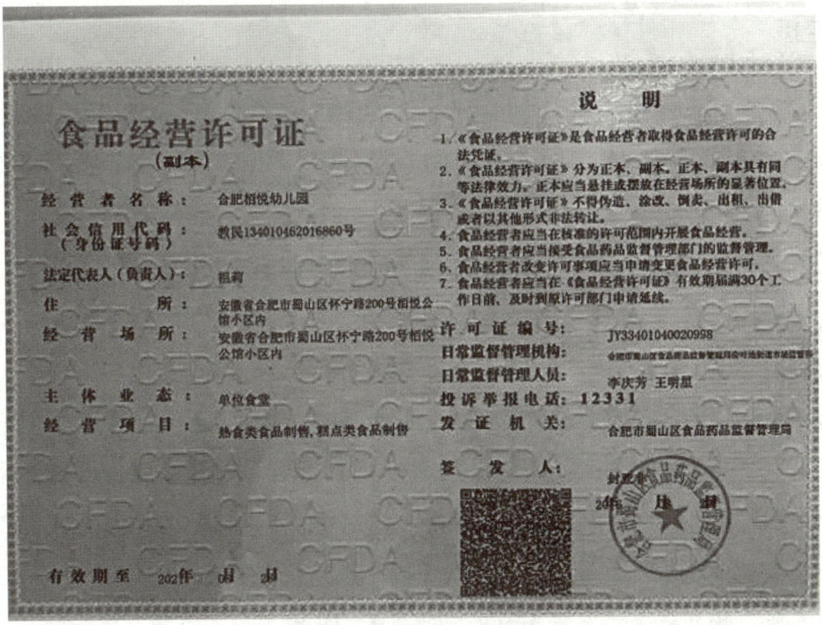


图 5－8　食品经营许可证

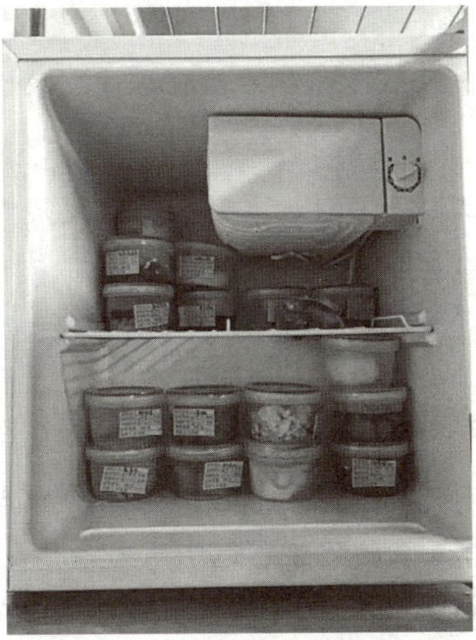

图 5－9　幼儿园的留样食品

食品安全五大要点

知识链接

## ××幼儿园食品卫生安全管理制度

一、成立食品卫生安全管理小组。

二、厨房工作人员严格执行健康管理制度。

三、定期对厨房操作、加工、卫生、消毒等工作进行检查。

四、监督从业人员执行以下标准：

（1）原材料专人采购，专人验收，保质保量。

（2）采购食品原料必须向供货商索取卫生许可证、产品检验合格证等相关资料。

（3）蔬菜加工严格执行一择、二洗、三冲、四切的程序，预防操作过程中的二次污染。

（4）厨房工作人员上岗时应更换工作服、洗手消毒、佩戴口罩、使用食品夹。

（5）每餐留样保存48小时，并标明时间、菜名、留样人员、审核人等信息。

（6）厨房所有物品的清洗、消毒由各岗位负责，生熟器皿消毒后分开存放，整洁、有序。

（7）厨房、仓库及时上锁，专人保管，食品原料分类，生熟分开存放，做好防尘、防蝇、防鼠、防潮工作。

（8）厨房配备消防器材，天然气每餐后检查，每周大检查并做好记录；油烟机和烟道定期清洗。

五、保健医生做好厨房工作人员晨检工作，一旦发现有腹泻、皮肤病、病毒性疾病等症状的，让其停止工作，隔离治疗。

## ××幼儿园食品安全管理员管理制度

一、安全管理员经单位授权并培训合格后，对厨房进行监督、管理，并承担安全责任。

二、食品安全管理员发生变动，应在10天内更新管理员相关资料，整理归档。

三、幼儿园食品安全管理人员必须具备以下基本条件：

（1）身体健康，持有效健康证明。

（2）具备餐饮服务食品安全管理知识和工作实践经验。

（3）持有培训合格证明，并按要求参加相关培训。

四、食品安全管理人员应当掌握下列知识：

（1）食品安全法律法规、标准、技术规范。

（2）食品污染因素及其预防控制措施。

（3）食源性疾病的预防处理原则。

（4）食品安全事故应急处置要求。

（5）餐饮服务其他相关食品安全要求。

五、每年按要求参加相关安全管理的教育培训。

六、总务处监督检查安全管理员职责履行情况，职责履行不到位者承担相应的责任。

## ××幼儿园食品安全责任追究制度

一、食品卫生安全事故责任追究原则：

（1）公平、公正、实事求是的原则。

（2）分层追究责任的原则。

（3）坚持“谁主管，谁负责”的原则。

二、各岗位责任

（1）园长：幼儿园食品卫生安全第一责任人，按照相关法律法规、政策对幼儿园食品卫生安全工作有监督、检查、奖惩的管理责任，分层落实岗位责任制的责任，对幼儿园食品卫生安全全面工作负责。

（2）分管园长：分管食品卫生安全，是幼儿园食品安全直接管理责任人。对幼儿园食品安全卫生工作有安排、隐患排查、定期检查、督促整治的责任。

（3）总务处：幼儿园饮食安全组织管理者，定期检查、维修餐饮设施，检查食品卫生质量，发现食品安全问题向园长和分管领导汇报，及时做好落实整改。

（4）食品安全管理员：食品卫生安全管理的直接责任人，对厨房食品安全负全责。必须服从幼儿园安全食品管理领导小组的领导，听从幼儿园总务处的指导；对食品采购、加工等各个环节全方位监管；确保索证索票齐全；加工环节符合相关要求；监督督促从业人员健康检查；保证工作环境卫生；配合上级相关部门对食品卫生安全进行检查。

（5）从业人员：持证上岗，穿工作服，戴工作帽，按分工履行自己的岗位职责。

（6）其他人员：凡接触食品的所有人员，严格执行相关法律法规和规章制度，如因失职、渎职出现食品卫生安全事故，需承担相应的责任。

## ××幼儿园食品安全自检自查与报告管理制度

一、每月对厨房进行全面的安全卫生检查，做好相关记录。

二、安全管理员定期对食品进货、加工、消毒过程进行检查，发现问题监督整改，并做好记录。

三、各岗位人员开展自查，严格规范操作程序，落实到人。

四、实行层层监管、发现问题层层上报，积极应对，以减少损失。

五、食品安全自检自查报告记录由厨房办公室负责存档。

## （三）食堂各间管理制度

托幼机构食堂内部应根据需要合理规划，设置与食品供应方式和品种相适应的粗加工、切配、烹饪、面点制作、餐饮用具存放、清洗消毒等的工作场所，以及食品库房、更衣室、清洁工具存放场所等（见图 5－10 ～图 5－16）。食堂各间都应有相应的操作使用制度并分别张贴到各间，要求工作人员严格执行。

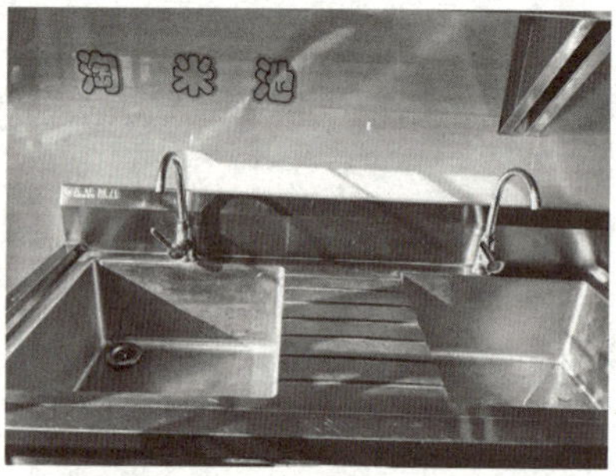


（1）

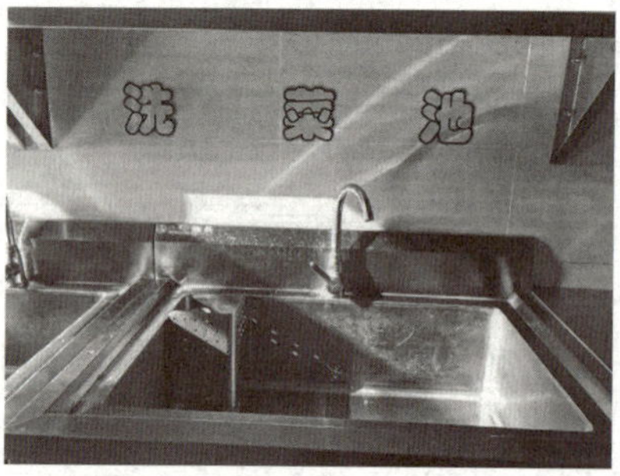


（2）

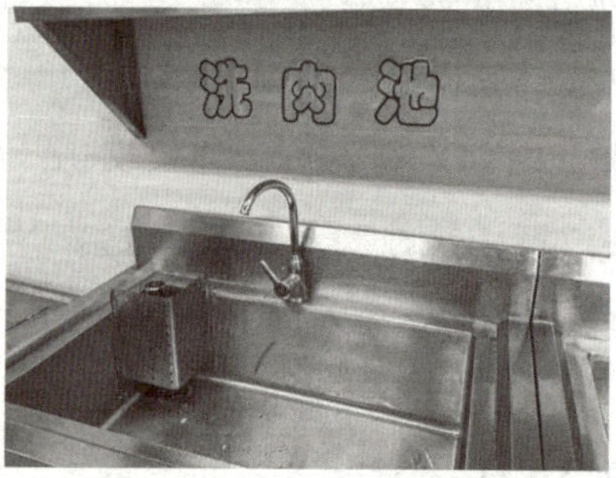


（3）

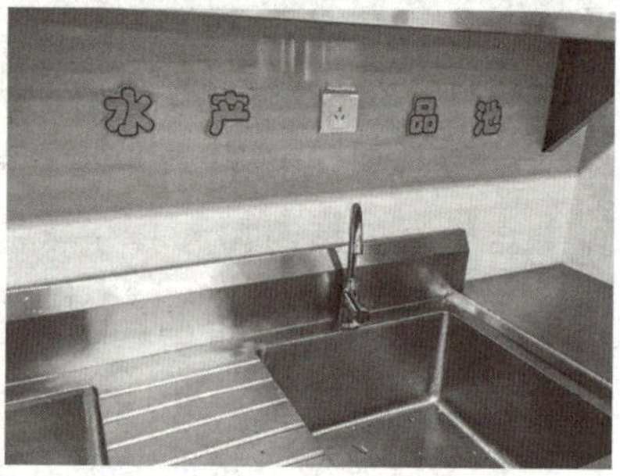


（4）

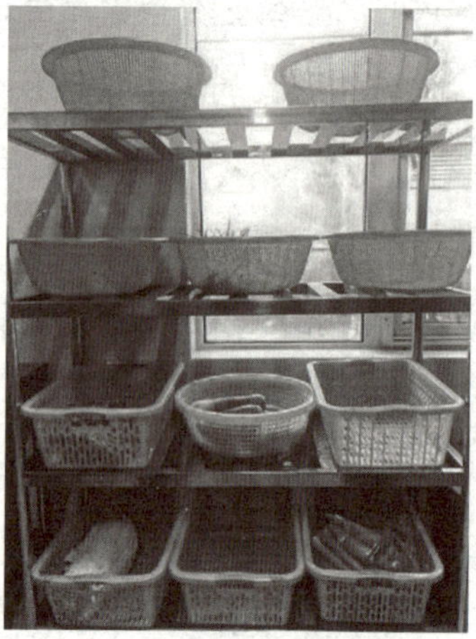

（5）

图 5－10　某幼儿园食堂的粗加工间

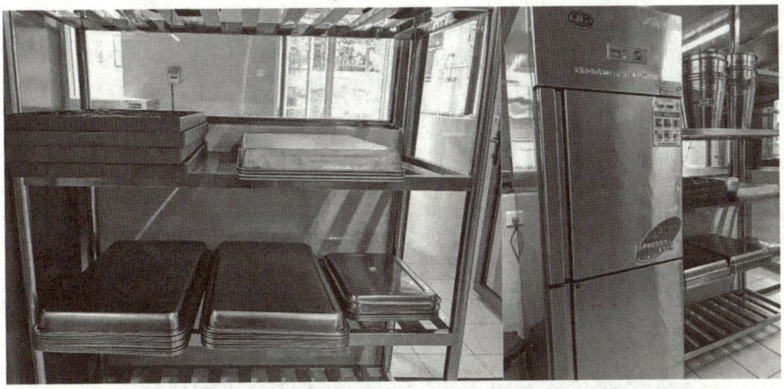

（1）

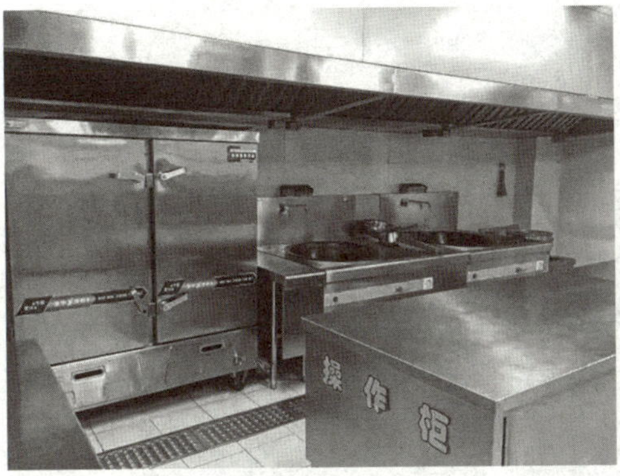


（2）

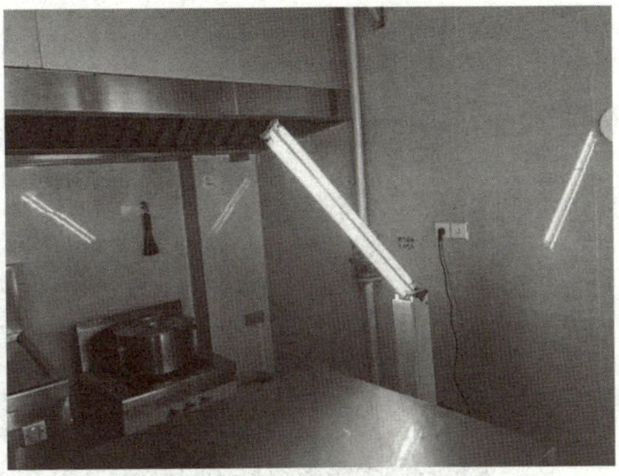

（3）

图 5 - 11　某幼儿园食堂的操作间

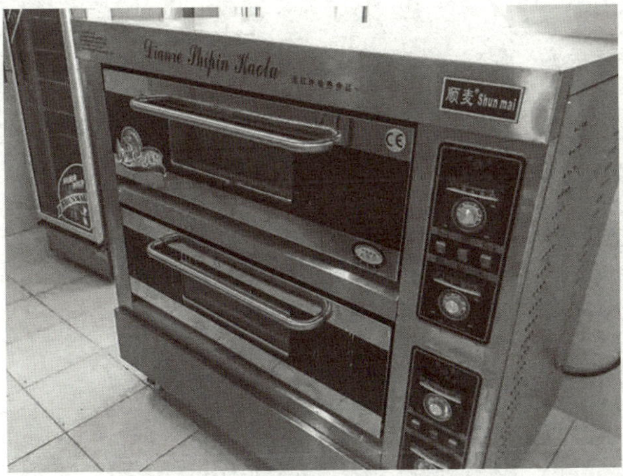


（1）

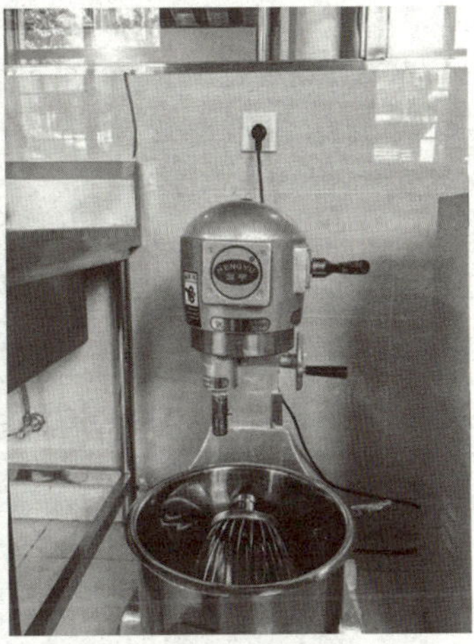

（2）

图 5 - 12　某幼儿园食堂的面点间

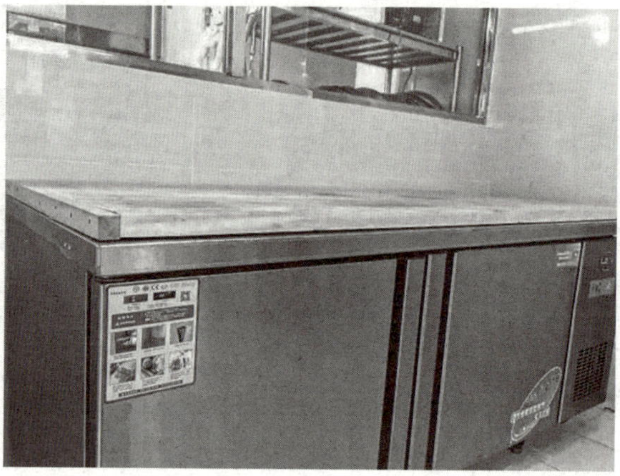

（3）

图 5－12　某幼儿园食堂的面点间（续）

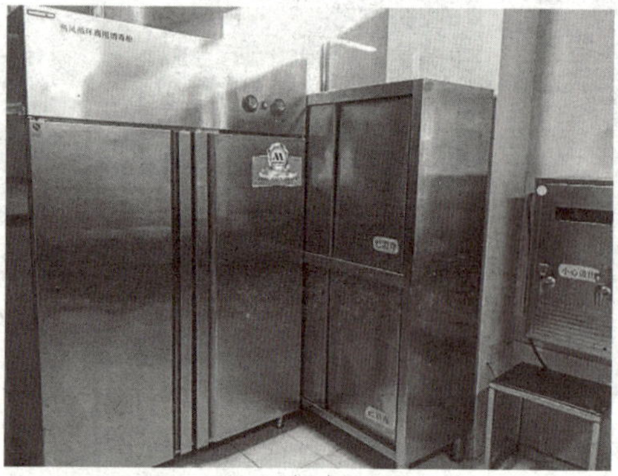

（1）

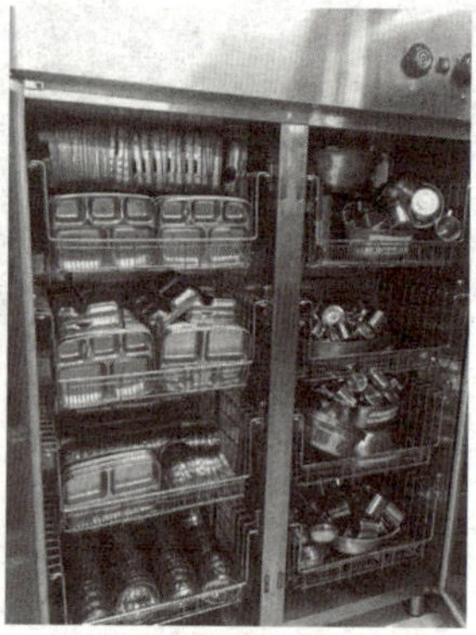

（2）

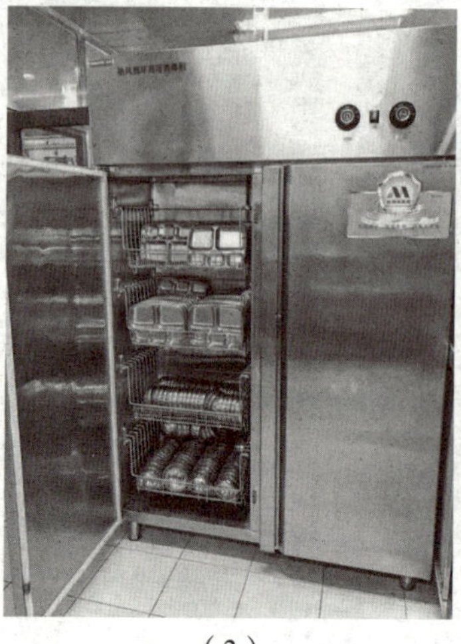

（3）

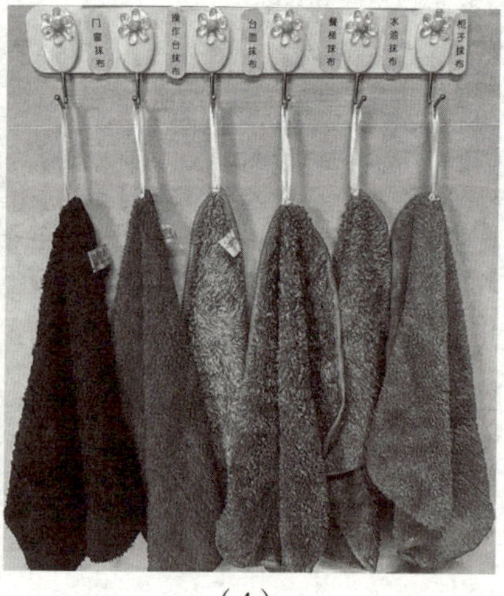


（4）

图 5－13　某幼儿园食堂的消毒间

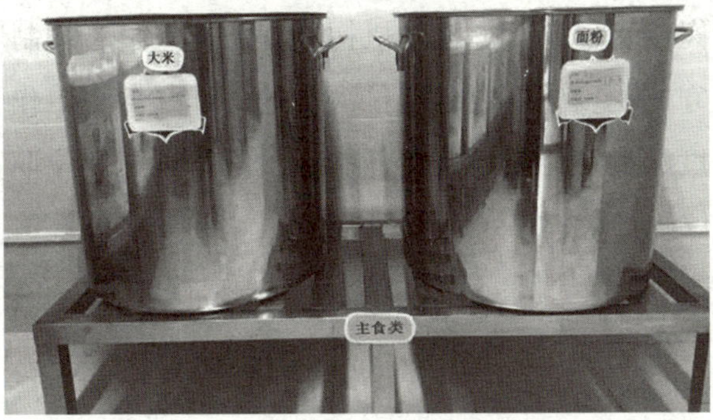


图 5－14　某幼儿园食堂的主食库

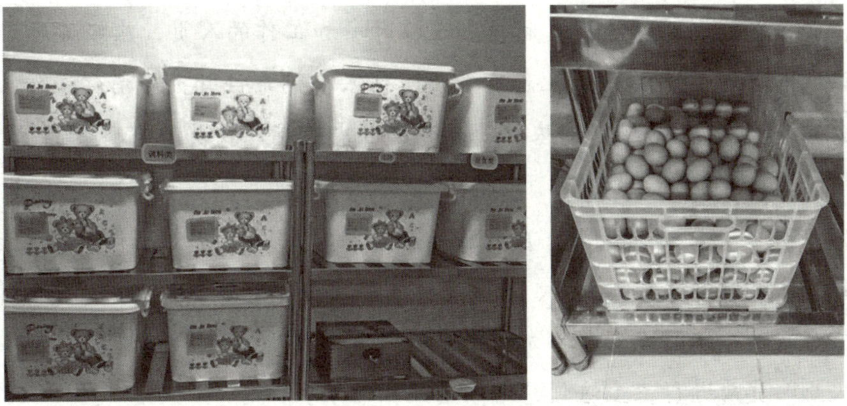

（1）　　　　　　　　　　（2）

图 5－15　某幼儿园食堂的副食库

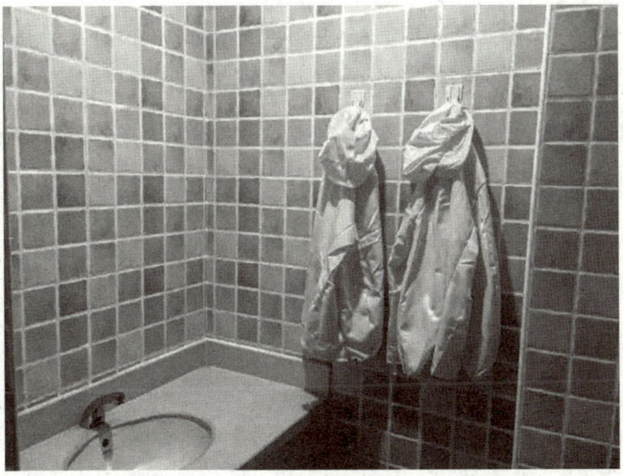

图 5－16　某幼儿园食堂的更衣室

### (四)膳食工作人员管理制度

托幼机构应实行岗位责任制度。托幼机构膳食工作人员管理制度是托幼机构各岗位膳食工作人员必须遵守的制度，规定各岗位人员的工作任务、工作目标和质量标准，如厨房工作人员卫生制度、食堂卫生检查责任制、食堂管理员岗位职责、食堂采购员岗位职责和食堂炊事员岗位职责等。

**知识链接**

#### ××幼儿园食堂工作人员管理制度

一、食堂工作人员应按《中华人民共和国食品安全法》的规定，每年至少进行一次健康检查，必要时接受临时检查。新参加或临时参加工作的人员，应经健康检查，取得健康合格证明后方可参加工作。凡患有痢疾、伤寒、病毒性肝炎等消化道传染病（包括病原携带者），活动性肺结核，化脓性或者渗出性皮肤病以及其他有碍食品卫生疾病的，不得从事接触直接入口食品的工作。

二、从业人员有发热、腹泻、皮肤伤口或感染、咽部炎症等有碍食品安全病症的，应立即脱离工作岗位，待查明原因、排除有碍食品安全的病症或治愈后，方可重新上岗。

三、应对新参加工作及临时参加工作的从业人员进行卫生知识培训，合格后方能上岗；在职从业人员应进行卫生培训，培训情况应记录。

四、应建立从业人员健康档案。

#### ××幼儿园食堂工作人员个人卫生制度

一、食堂工作人员应保持良好个人卫生，操作时应穿戴清洁的工作服、工作帽（专间操作人员还需要戴口罩），头发不得外露，不得留长指甲、涂指甲油、佩戴饰物。

二、操作时手部应保持清洁，操作前手部应洗净。接触直接入口食品时，手部还应进行消毒（七步洗手法）。

三、接触直接入口食品的操作人员在有下列情形时应洗手：

（1）开始工作前。

（2）处理食物前。

（3）上厕所后。

（4）处理生食物后。

（5）处理弄污的设备或饮食用具后。

（6）咳嗽、打喷嚏或擤鼻子后。

（7）处理动物或废物后。

（8）触摸耳朵、鼻子、头发、口腔或身体其他部位后。

（9）从事任何可能会污染双手的活动（如执行清洁任务）后。

四、专间操作人员进入专间时宜再次更换专间内专用工作衣帽并佩戴口罩，操作前双手严格进行清洗消毒，操作中应适时地消毒双手。不得穿戴专间工作衣帽从事与专间内操作无关的工作。

五、个人衣物及私人物品不得带入食品处理区。

六、食品处理区内不得有抽烟、饮食及其他可能污染食品的行为。

七、进入食品处理区的非加工操作人员，应符合现场操作人员卫生要求。

八、食堂工作人员操作时严禁吸烟，不得随地吐痰。

### （五）膳食工作流程管理制度

托幼机构膳食工作流程包括多个环节，每个环节都应根据膳食工作的特殊性建立科学规范的制度，以保证膳食工作正常运行，如食品采购索证制度、食品验收储存制度、食品加工制度和配餐制度等。

**知识链接**

## ××幼儿园食堂管理制度

一、认真贯彻《中华人民共和国食品安全法》和饮食卫生“五四”制。

二、食堂的环境卫生、个人卫生，由相应科室督导，炊事员包干负责，明确责任。

三、食堂操作间和设施的布局应科学合理，避免生熟工序交叉污染。

四、操作间及其环境必须干净、整洁，每餐清扫，保持整洁，每周彻底大扫除一次。

五、食堂门窗、沙窗无灰尘、油垢，玻璃明亮；墙壁、屋顶经常打扫，保持无蜘蛛网、无黑垢油污。

六、食堂的灶台、抽油烟机、工作台、置物架等使用后应清理至洁净卫生，无油垢和污垢、异味。室内的灯具、电扇见本色。

七、各种饮具、用具（大小塑料菜筐、盆、帘子等）要放在固定位置，摆放整齐，清洁卫生，呈现本色。

八、炒菜、做饭的锅铲、铁瓢等工具统一挂放，不得放在地上或挪作他用。

九、加工各种食材时，必须严格按照“一摘、二洗、三冲、四切”的程序进行。

十、洗完的各种食材，用专用菜盒装好，存放架上，不允许中途落地。

十一、待食用的菜肴、米饭，加盖防蝇、防尘罩。

十二、直接入口的食品必须使用工具取用，不得用手直接拿取食品。为保证饭菜质量安全，食堂工作人员做好饭菜后要第一时间品尝，确保菜品新鲜及口味适合幼儿食用。

十三、食堂要配备消毒柜，使用的盆、碗、盘、碟、杯、筷等餐具都要实行严格的消毒制度，使用中的餐具必须每天消毒。消毒程序必须坚持“一清、二洗、三消毒”的流程。

十四、炊事用具必须生熟分开，生、熟菜板应有文字标识。冰箱中存放的食品必须生、熟分开；有条件的，应将生食冰箱和熟食冰箱分开购置。冰箱要求清洁、无血水、无臭味，不得存放私人物品。

### 知识链接

## ××幼儿园食品加工操作流程

### 一、原材料粗加工的操作规程

（1）把好原材料质量关。原材料制作前必须认真查看，确保鱼、肉、禽、蛋、调料等无异常变化、无腐败变质，各种蔬菜、干货不腐烂、无杂物。

（2）各种蔬菜必须做到择洗干净。操作时，要认真仔细，做到菜内无杂质、无烂叶、无虫类；蔬菜加工必须严格遵守“一择、二洗、三冲、四切配”的程序进行。黄瓜、土豆、萝卜等用刷子刷干净，必须先洗后切。尽量缩短粗加工与烹调的时间间隔，以减少营养成分的损失。

（3）刀工精细。丝、片、条、块、丁的大小、粗细、厚薄要均匀一致，无连刀，符合烹调要求。

（4）各种蔬菜粗加工后，及时清理垃圾杂物。菜刀、案板、筐、盆等炊具每餐后必须洗刷干净，并定点存放，摆放整齐。

（5）必须做到：肉类、生熟制品与水产品要严格分开；成品与半成品、生熟容器不得混用；菜板专用，菜池专用，水产品、肉类池专用，不准合用一池，防止交叉污染。

### 二、面食制作的操作规程

（1）确保原料卫生。常用的原料有面粉、糖、食用油、鸡蛋、蔬菜、肉类等，这些原料必须新鲜无虫、无异物、无霉变、无酸败。馅类容易变质，应随用随加工。

（2）馒头、饼类所用面粉，不准使用增效剂、增白剂，保持原色原味。

（3）馒头、花卷、包子、馅饼、酥饼等大小一致，形状标准，不夹生，不焦煳，松软适度，富有弹性。

（4）和面机、馒头机、电饼铛、案板、盛面盆、馒头盘、馒头推车、蒸箱等炊具设备，每次用过后都要擦拭或洗刷干净。

### 三、烹调加工的制作规程

（1）主辅料数量搭配合理，营养成分搭配合理，投料比例合理，根据原料质量和性状、成品要求、投料多少、传热介质、制作方法等灵活运用各种火候，色、香、味俱全，咸淡适中。土豆、豆角等一定要烧透、煮熟。

（2）肉类食品一定要烧透、煮烂、蒸熟，防止里生外熟，若加热不彻底，细菌会残留在食物内部，极易造成食物中毒或其他食源性疾病。一般认为，食品的中心温度应达到 70℃以上。

## 实践实训

以小组为单位收集托幼机构曾出现的食品安全事故，并从管理制度层面加以分析。

## 学习效果评价

| 评价内容 | 自我评价（达到打√，未达到画○） | 小组评价（达到打√，未达到画○） | 教师评价（达到打√，未达到画○） |
|---|---|---|---|
| 能够说出托幼机构膳食管理的内容、过程和制度 | | | |
| 能够理解托幼机构膳食管理的重要性 | | | |
| 能够分析和指导托幼机构的膳食管理工作 | | | |

## 项目小结

学龄前儿童指 2 ～ 6 周岁的儿童。膳食结构是指膳食中各类食物的数量及在膳食中所占的比重，又称食物结构或膳食模式。我国的膳食结构倾向于以植物性食物为主。合理膳食对学龄前儿童意义重大：（1）为学龄前儿童提供充足的营养，促进身体生长发育；（2）减少慢性疾病的发生，保障学龄前儿童的身心健康；（3）促进学龄前儿童大脑及其功能的发育，为其学习和发展提供基础和保障；（4）有利于学龄前儿童养成良好的饮食习惯，影响终身膳食模式。

学龄前儿童膳食指南：（1）规律就餐，自主进食，不挑食，培养良好的饮食习惯；（2）每天饮奶，足量饮水，正确选择零食；（3）食物应合理烹调，易于消化，少调料、少油炸；（4）参与食物的选择与制作，增强对食物的认知与喜爱程度；（5）经常进行户外活动，促进儿童健康生长。

托幼机构膳食管理是托幼机构管理工作的重要组成部分，是对托幼机构膳食工作各个环节进行组织实施、管理评价的过程。托幼机构的膳食管理关系到儿童的生长发育和健康成长，以及托幼机构的整体工作质量，是托幼机构管理工作中的一项重要任务。托幼机构膳食管理的内容包括托幼机构膳食行政管理、饮食安全管理、营养食谱的制订和班级进餐管理等。托幼机构膳食管理的过程包括成立膳食管理和监督机构、制订膳食管理计划、组织与实施膳食工作、检查与调整膳食管理工作、总结与评价膳食工作。托幼机构膳食管理制度包括膳食营养管理制度、食品安全管理制度、食堂各间管理制度、膳食工作人员管理制度和膳食工作流程管理制度。

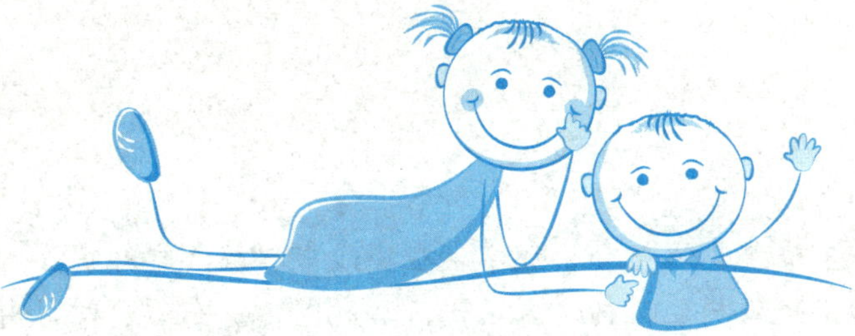

# 项目六　托幼机构的食育

## 学习目标

1. 理解托幼机构食育的概念。
2. 理解托幼机构实施食育的意义。
3. 掌握托幼机构食育课程的目标、内容和实施路径。

## 学习重难点

1. 托幼机构食育的概念。
2. 托幼机构食育课程的内容。

## 学习方法

1. 在理解的基础上进行相关知识的深入学习和思考。
2. 充分利用各类媒体资源，收集食育案例，巩固所学知识。
3. 走进托幼机构，了解食育在托幼机构的开展情况。

## 教学建议

1. 教师为学生提供见习机会，让学生在实践中理解所学知识。
2. 教师为学生提供托幼机构食育主题活动案例，扩充项目学习内容。
3. 教师鼓励学生把所学的食育知识与自身的生活经验相结合，加深对所学知识的理解。

## 典型工作任务

当前，部分托幼机构将食育作为自己的办园特色。所谓托幼机构食育，简单来说就是对在园婴幼儿进行以“食”为载体，以“育”为过程的教育。具体来说，就是对每一名婴幼儿进行农学知识、生活技能、习惯养成、环保理念、感恩意识、传统文化等方面的教育。在托幼机构中，教师们需要知道食育的内涵和实施食育的意义。在此基础上，能够通过各种途径开展具有园所特色的食育课程。

例如，近十年来，潍坊市某幼儿园从幼儿的身体健康发展入手，以“食”为研究载体，从育农学知识、育生活技能、育进餐礼仪、育环保理念、育感恩意识、育传统文化六个方面建构起一套系统、连贯、实用的食育“六育”课程。

**思考：**托幼机构开展食育课程的意义何在？托幼机构可以通过哪些途径开展食育工作？

# 任务一　食育概述

## 一、托幼机构食育的概念

### （一）食育概念的形成

“食育”一词最早于1896年由日本著名养生学家石冢左玄提出，他在其所著的《食物养生法》中提出：“体育、智育、才育即是食育”。第二次世界大战后，日本开始进行食育，提出“一杯牛奶强壮一个民族”。

“食育”概念真正形成是在21世纪，可以说，“食育”是日本21世纪创造的新事物。2005年6月，日本政府公布了《食育基本法》，并于当年7月施行。该法明确指出，食育的对象是儿童，需要通过多种途径，使接受食育的儿童获得有关“食”的知识和选择“食”的能力，培育有关“食”的思维方式，以实现健康的饮食生活。

### （二）托幼机构食育的内涵

食育，简而言之就是饮食教育。在我国，“食育”一词直到近十几年才由中国农业大学教授李里特提出。他认为，食育是良好饮食行为习惯的培养教育。也有学者在参考日本论著或对日本食育概念做出拓展性解释后提出，食育是饮食行为教育，是对婴幼儿进行的饮食观念、膳食营养知识和饮食卫生安全等方面的教育。结合以上观点，我们认为，托幼机构的食育是指托幼机构在日常活动和家园互动中实施的，旨在使婴幼儿获得有关“食”的知识和选择“食”的能力，以及培育有关“食”的思维方式的饮食教育。这种教育的最终目的是实现婴幼儿健康的饮食生活。

#### 1. 有关“食”的知识

有关“食”的知识主要包括食物属性、食物的营养价值、食物的种植、食物的生产和制作过程、饮食文化等，它是食育的基本组成部分。在掌握这些知识的基础上，婴幼儿才能更好地具备选择“食”的能力，进而形成科学的“食”的思维方式。

《齐民要术》对于后世食育的影响

**小活动**

请阅读下面的案例，思考在这样的活动中幼儿获得了哪些有关“食”的知识；如果您是这位教师，您还将引导幼儿获得哪些有关“食”的知识？

### 蛋的世界，为宝贝们打开一扇新奇的窗户

“这个蛋好大好大，比鸡蛋大好几倍……”

“老师，鸵鸟是怎么孵出来的？好神奇啊……”

“鸭蛋、鹅蛋、鸡蛋，该怎么分辨呢？”

4月13日，历城区小杏坛幼儿园大班教室里非常热闹，孩子们争先恐后地提问，积极踊跃发言，一堂生动有趣的科学课正在进行中。

为了让孩子们喜欢这项活动，老师在课前做了充分的准备，并前往杏坛农场进行实地考察。“最小的是鹌鹑蛋，最大的呢，自然是鸵鸟蛋……”老师从美丽的杏坛农场讲起，“美丽如画的杏坛农场坐落于天桥区大桥镇，那里不仅种植着各种各样的蔬菜、果树，还有很多可爱的小动物，如羊驼、猕猴、孔雀、火鸡、鸵鸟等。到了周末，这里游人络绎不绝，他们可以和小动物对话，可以亲手采摘蔬菜和水果。”

“今天，我们在课堂上看到的鹌鹑蛋、鸵鸟蛋、鸡蛋、鹅蛋、鸭蛋，都来自杏坛农场。”在老师的引导下，孩子们用手摸蛋，用眼观察蛋，用心感受蛋，用各种感官体验和探索蛋的世界。

资料来源：济南历城小杏坛幼儿园微信公众号.

#### 2. 选择“食”的能力

选择“食”的能力主要是指婴幼儿选择安全、健康、适宜食物的能力。它主要解决的是“吃什么”的问题。托幼机构可以通过相关活动，如“区分健康和不健康食品”等，培养婴幼儿选择“食”的能力。

#### 3. 有关“食”的思维方式

食育的出发点是营造“吃什么”和“怎么吃”的良好环境，落脚点是培养婴幼儿正确的饮食思维方式。

（1）婴幼儿拥有良好的饮食习惯。通过各种教育途径，使婴幼儿养成良好的饮食习惯是食育的基本内容，而最有效的做法是重视婴幼儿的习惯养成，让其把对全面、平衡的营养食谱的味觉记忆与科学合理的食谱统一起来。

（2）婴幼儿深入理解自己与自然的关系。在“谁知盘中餐，粒粒皆辛苦”的食育中，引导婴幼儿遵循科学合理的膳食方式，避免餐桌上的浪费，将自己与自然、与环境联系在一起，最终达成人与自然、人与环境的和谐。

（3）婴幼儿了解我国博大精深的饮食文化。食育的重点之一就是饮食文化教育。在了解我国饮食文化的历史和现状的基础上，鼓励婴幼儿成为保护我国食物安全的积极参与者。

## 二、托幼机构实施食育的意义

### （一）帮助婴幼儿拥有健康的饮食生活

“民以食为天”，每个人从一出生就和食物有着密不可分的联系。食物是婴幼儿在生活中每天都要接触和享用的。随着我国经济的发展和人们生活条件的改善，由于物质条件匮乏所带来的儿童营养不良等问题逐渐改善，但其他儿童营养问题，如营养过剩、嗜食垃圾食品、饮食行为不良等却日益突出。

通过教师的引导和支持，婴幼儿在食育中可以将在生活中获取的关于食物的零散经验进行整合，逐步培养起自己选择“食”的能力，进而获得有关“食”的思维方式，最终拥有健康的饮食生活。

案　例

### 我不爱吃蔬菜（小班）

绿色蔬菜是幼儿每天都会接触到的食物，但是幼儿对蔬菜的名字可能并不很熟悉。很多幼儿在刚入园时都有挑食的问题：大部分幼儿只爱吃排骨、鸡腿等荤菜，盘子里的蔬菜常常需要老师再三鼓励才吃几口，有的幼儿一吃绿色蔬菜就会恶心、干呕，还有的幼儿看到饭就感觉压力倍增，觉得吃饭是一件非常痛苦的事情。

思考：托幼机构可以开展哪些食育活动来帮助幼儿拥有健康的饮食生活？

资料来源：刘秋红．幼儿园食育主题活动案例精选［M］．北京：中国农业出版社，2018：17．

### （二）奠定婴幼儿体育、德育和智育的基础

众所周知，营养是身心健康的物质基础，婴幼儿的营养状况会影响其生长发育。食育可以奠定婴幼儿体育、德育、智育的基础。

（1）食育可以提高婴幼儿的身体素质。研究发现，膳食结构的改变、身体活动的减少及不健康饮食行为等，都会导致儿童肥胖症，进而增加其成年后患与肥胖相关的慢性疾病的风险。通过食育，婴幼儿可以在健康的饮食行为中获得良好的身体素质，进而更好地参与体育活动。

（2）食育可以提高幼儿的德育成效。食育是有形的，德育是无形的，在有形的食育过程中，可以让无形的德育成为婴幼儿可以看到、听到、触摸到的素材，进而塑造幼儿优秀的道德品质，做到以食养德。如在向幼儿介绍各种食物的来源和制作过程时，让其体会到制作这些食物需要付出辛勤的劳动。

（3）食育可以促进婴幼儿大脑的发展。婴幼儿期正处于大脑快速发展时期，而大脑的发展需要优良的营养。通过食育，可以为婴幼儿的大脑发展提供养料，进而为其智育发展奠定基础。

### （三）传承中华饮食文化

我国传统饮食文化源远流长，从古代农书中的食育理念，到今天的八大菜系；从传

统餐桌礼仪，到全国各地的特色美食，无不彰显出中华饮食文化的博大精深，这也是我们文化自信的重要组成部分。通过开展食育，婴幼儿可以了解我国传统的饮食情况，也可以知道当代各地的饮食习俗，还可以接受饮食文化教育，可谓一举多得。在这一过程中，托幼机构的食育也就承担起了传承中华饮食文化的职责。

案例

## 冬至吃饺子（大班）

**设计意图：**

在我国古代，冬至是一个很隆重的节日，不仅有“冬至大如年”的说法，而且还有庆贺冬至的习俗。除了祭天祭祖外，北方地区还有冬至宰羊、吃饺子、吃馄饨的习俗，南方地区则有吃冬至米团、冬至长线面的习惯。并不是每个孩子都知道冬至。现代人的生活节奏太快了，一些隆重、温馨、富有意义的传统节日习俗正在被人们淡忘或简化。通过开展此活动，希望让孩子们进一步了解我国的传统习俗。

**活动目标：**

（1）知道冬至的由来。

（2）学会包饺子。

（3）加深对悠久传统饮食习俗的认识。

**活动准备：**

（1）饺子馅（请家长在家准备好各种美味的饺子馅并带到幼儿园）。

（2）五彩面团（厨房面点师傅准备）。

（3）菜刀、案板、小擀面杖（两个）、小碗（若干）、小勺（若干）、盛馅盆等。

（4）与冬天相关的照片，如下雪的照片等。

**活动内容：**

**一、了解“冬至”的由来**

教师呈现事先准备好的与冬天相关的图片，告诉幼儿今天是冬至，也是一年中白天最短、黑夜最长的一天。然后，带领幼儿吟诵儿歌《冬至到》。

**冬至到**

冬至到，冬至到；
南馄饨，北方饺；
暖暖和和吃一碗，保你耳朵冻不掉。

冬至到，冬至到；
敬祖宗，把墓扫；
会亲访友拜老师，平安幸福乐陶陶。
冬至到，冬至到；
这一夜，最长了；
甜甜蜜蜜睡一觉，明天太阳会更好。

教师：小朋友们，你们知道冬至是怎么来的吗？我来给你们讲个故事吧。

冬至故事

过去老北京有“冬至馄饨夏至面”的说法。相传汉朝时，北方匈奴经常骚扰边疆，百姓不得安宁。当时匈奴部落中有浑氏和屯氏两个首领，十分凶残。百姓对其恨之入骨，于是用面皮包肉馅做成了一种食物，取“浑”与“屯”之音，呼作“馄饨”，恨以食之，并祈求战乱平息，能过上太平日子。因最初制成馄饨是在冬至这一天，所以在冬至这一天家家户户吃馄饨。

吃“捏冻耳朵”是河南人对冬至吃饺子的俗称。缘何会有这种习俗呢？相传南阳医圣张仲景曾在长沙为官，他告老还乡时适逢大雪纷飞的冬天，寒风刺骨。他看见南阳白河两岸的乡亲衣不遮体，有不少人的耳朵被冻烂了，心里非常难过，就叫弟子搭起医棚，将羊肉、辣椒和一些驱寒药材放置在锅里煮熟，捞出来剁碎，用面皮包成耳朵的样子，再放进锅里煮熟后给百姓吃。服食后，乡亲们的耳朵都治好了。后来每逢冬至，人们便模仿做着吃，故形成了“捏冻耳朵”的习俗。以后人们称它为“饺子”，也有人称它为“扁食”或“烫面饺”。

## 二、手指操“包饺子”

教师：小朋友们，你们会包饺子吗？今天，老师要教小朋友们“包饺子”手指操。

“包饺子”手指操

小手摊开，咱们来包饺子吧（伸出左手手掌），擀擀皮（右手在左手上做擀皮状），和了和了（右手手指立起在左手手掌上做和馅的动作，就像手指在抓挠），包个小饺子（每说一个字就用右手食指依次点左手的手指），香喷喷的饺子给谁吃（用右手把左手指包起来，盖住，问孩子，然后孩子说给谁吃，就把饺子递到谁嘴边）。

## 三、包饺子

（一）准备阶段

（1）各班小朋友在老师的指挥下，在各自的教室里用桌子组合成操作台，小朋友分坐在操作台的四周。

（2）生活老师把芹菜分配给各班，小朋友在老师的指导下择去菜叶，老师把择过的芹菜整理好并清洗干净（在此过程中，老师可以与小朋友交流与芹菜相关的话题）。

（3）生活老师把芹菜切碎（在此过程中，班级其他教师组织小朋友们观看切菜的过程）。

（二）拌馅阶段

生活老师把切碎的芹菜和家长准备好的肉馅放进盛馅盆内，依次加入调料和鸡蛋等，然后进行拌馅（在此过程中，班级其他教师组织小朋友们观看操作的过程，并告诉小朋友所加入的各种食材的作用）。

（三）擀面皮阶段

生活老师和班级其他教师进行分工，分坐在幼儿的操作台边。教师负责擀面皮，小朋友负责摁面皮。

（四）包饺子阶段

生活老师把饺子皮分给小朋友，班级其他教师负责把饺子馅分别放在小朋友的饺子皮上，然后班级教师进行示范，小朋友依示范包饺子。

（五）煮饺子阶段

生活老师收集包好的饺子，放进开水锅里。水煮开后添一勺凉水，如此三遍，直至饺子熟透。请各班选出两名幼儿代表到厨房参观，回班后讲给其他小朋友听。

（六）吃饺子阶段

生活老师把煮熟的饺子分放在各班的餐盒中，班级其他教师进行配餐，请小朋友品尝自己包的饺子。

**思考：**如何通过食育传承中华饮食文化？

资料来源：济南历城小杏坛幼儿园微信公众号.

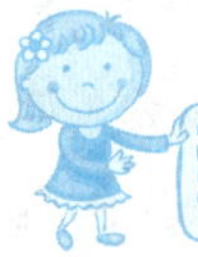

## 实践实训

两人一组，轮流扮演婴幼儿家长和婴幼儿教师，交流食育的内涵和意义。

## 学习效果评价

| 评价内容 | 自我评价（达到打√，未达到画○） | 小组评价（达到打√，未达到画○） | 教师评价（达到打√，未达到画○） |
| --- | --- | --- | --- |
| 能够说出托幼机构食育的概念 | | | |
| 能够理解托幼机构食育的意义 | | | |
| 能够与家长交流食育的概念和意义 | | | |

# 任务二　托幼机构的食育课程

## 一、托幼机构食育课程的目标

### （一）培养婴幼儿对食物的兴趣

托幼机构食育课程最基本的目标是培养婴幼儿对食物的兴趣。对食物感兴趣，是婴幼儿形成良好饮食习惯的基础。在现实生活中，部分婴幼儿在饮食中不接受绿色蔬菜、牛奶、蛋类等健康食物。究其原因，主要是因为他们对这类食物的认识不够。托幼机构食育课程应该以“培养婴幼儿对食物的兴趣”为立足点，在让婴幼儿充分认识各类食物的基础上，激发婴幼儿热爱食物的情感，促使婴幼儿养成健康的饮食习惯。某托幼机构“认识食物”食育活动如图 6－1 所示。

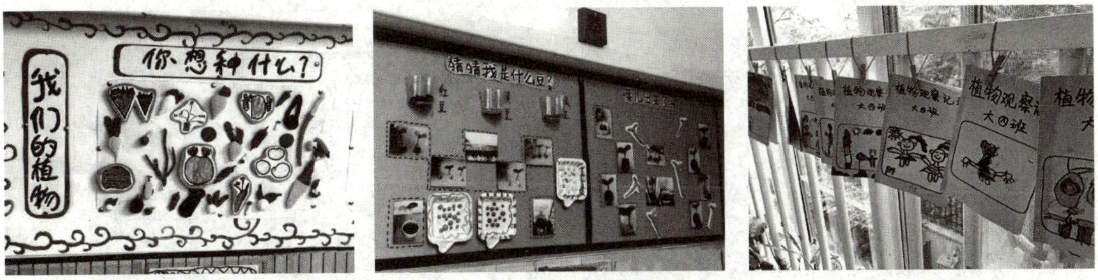


（1）　　（2）　　（3）

图 6－1　某托幼机构“认识食物”食育活动

托幼机构的食育

## （二）激发婴幼儿热爱食物的情感

托幼机构食育课程情感方面的目标主要是激发婴幼儿热爱食物的情感，这种情感既包括对日常吃到的食物的热爱，也包括对生产、加工和制作食物的人们的热爱，还包括对中华饮食文化的热爱。在这一实现目标的过程中，可以实现以食养德，也可以实现中华饮食文化的传承。某托幼机构“珍惜食物”食育活动如图 6－2 所示。

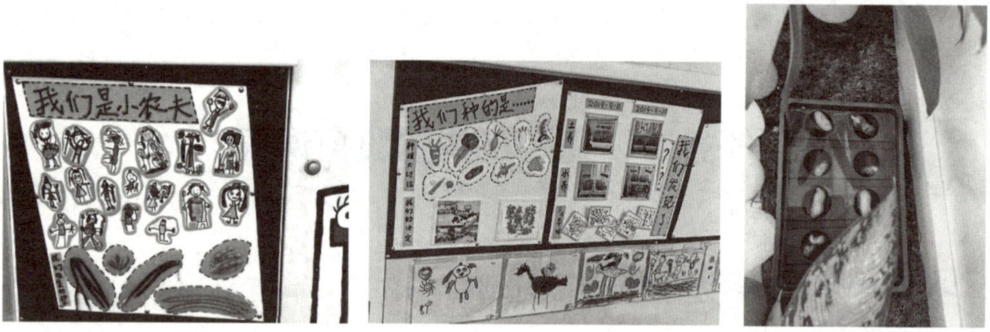


（1）　　（2）　　（3）

图 6－2　某托幼机构“珍惜食物”食育活动

## （三）促使婴幼儿养成健康的饮食习惯

托幼机构食育课程的最终目标是促使婴幼儿养成健康的饮食习惯。健康饮食习惯的内涵特别丰富，如不挑食、不偏食、不吃不健康食品等。托幼机构食育课程可以在连续的强化教育中，潜移默化地促使婴幼儿认识不健康饮食习惯的危害，并自觉地做到平衡膳食。某托幼机构“享用食物”食育活动如图 6－3 所示。

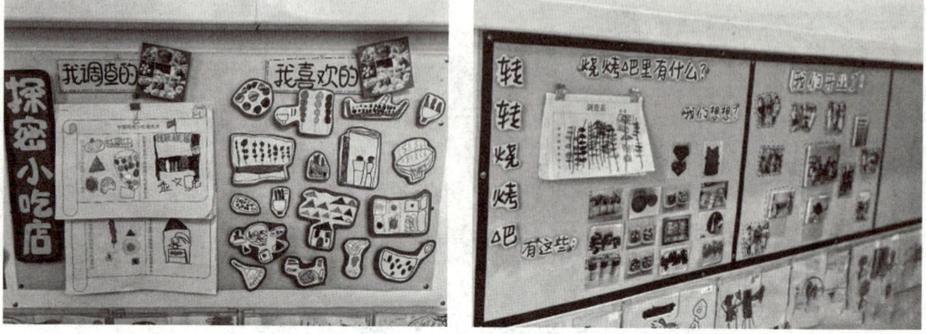


图 6－3　某托幼机构“享用食物”食育活动

### （四）帮助婴幼儿了解中华饮食文化

托幼机构食育课程的潜在目标是帮助婴幼儿了解中华饮食文化。有学者认为，经过数千年的发展，中华饮食文化形成了丰富的内涵：精、美、情、礼。这4个字反映了饮食活动所承载的饮食品质、审美体验、情感活动、社会功能等所包含的独特文化意蕴，也反映了饮食文化与中华优秀传统文化的密切联系。托幼机构食育课程本身就是传承中华饮食文化的一种重要形式，在食育课程中，婴幼儿可以充分了解中华饮食文化，进而萌发热爱祖国的强烈情感。

案　例

#### 识茶具　知茶礼　习礼仪

我国茶文化源远流长，茶道是一种以茶为媒的生活礼仪，也被认为是修身养性的一种方式，它通过沏茶、赏茶、闻茶、饮茶增进友谊，修心养德，学习礼法。我国是茶的故乡，有着以茶代礼的风俗，通过茶艺活动可体现和展示我国的传统文化。2019年5月9日下午，安徽工业经济职业技术学院的师生代表们走进栢悦幼儿园，为大班孩子们带来了茶艺系列表演，孩子们通过识茶具、知茶礼、习礼仪，近距离感受了我国传统文化，了解其魅力。

**一、观看茶艺表演**

茶道礼仪与中华礼仪一脉相承，通过观看精彩的茶艺表演，可以培养孩子的礼仪品德。在奉茶时要称呼并双手奉茶，如说“请喝茶”，可以引导孩子与人为善、以礼待人的处世之道。

**二、体验奉茶礼仪**

在活动中，以“茶礼”为切入点，帮助孩子学会“以礼敬人、以礼敬己、以礼敬器、以礼敬水、以礼敬茶”。茶礼的学习会让孩子更有礼有节，与老师同学融洽相处，尊重长辈。一个人从小学习传统礼仪，可以培养极好的风度，这种风度会随时表现在孩子的待人接物上，会伴随孩子一生的成长。

资料来源：合肥栢悦幼儿园微信公众号.

## 二、托幼机构食育课程的内容

### （一）饮食知识教育

饮食知识教育是托幼机构食育课程的基本组成部分，具体包括对食物的认知、对自然的认知和对文化的认知。这类教育可以通过实地观察和朗诵食育儿歌等方式进行，如河南省实验幼儿园张秋萍园长带领团队创编了诸多食育故事与食育儿歌，广大托幼机构也可以结合自身园所特色，开发丰富多彩的食育教育形式。

### （二）饮食安全教育

食品安全是当前社会的重点问题。除了食品安全外，托幼机构还需要关注饮食卫生等问题。具体而言，饮食安全教育包括吃东西前要洗手、吃东西时要专心、生吃瓜果要洗净、不随便吃野菜和野果、不吃腐烂变质的食物、不随意购买和食用街头小摊贩出售的劣质食品、不购买过期食品、不喝生水、根据季节选择食物等。

案　例

## 远离“五毛食品”　守护舌尖安全

为了进一步加强校园及周边食品安全监管，构筑儿童食品安全绿色防护网络，根据济南市高新区教育局科室统一工作部署，春晓幼儿园开展了“远离‘五毛食品’，守护舌尖安全”春季专项主题宣传教育活动。

“五毛食品”是一类零食的俗称，即单价为“五毛”左右的调味面制品（辣条）、豆制品、肉制品、水产制品、膨化食品、糖果、饮料等小食品，因其价格低廉、口感辛辣刺激、色泽艳丽而受到儿童青睐，但其可能存在高油、高糖、高盐或甜味剂、防腐剂超标的问题，不利于身体健康。相关部门在监督检查和抽检中发现，许多“五毛食品”存在超范围、超限量使用食品添加剂或菌落总数超标等食品安全隐患。长期食用这些“五毛食品”，会严重危害身体健康。

2018 年 4 月，国家市场监督管理总局下发了《关于开展校园及周边“五毛食品”整治工作的通知》。央视 3·15 特别节目也对河南、湖南两地辣条生产车间“辣眼睛”乱象进行了曝光。

高新区春晓幼儿园高度重视食品安全问题，加强监管整治，引导健康饮食。幼儿园第一时间行动起来，结合园所实际情况，严密部署、科学筹划，组织各个班级召开远离“五毛食品”主题教育班会，以幼儿容易接受的、喜闻乐见的方式传授食品安全知识，通过图文并茂、生动有趣的方式，让孩子们认识垃圾食品、山寨零食的危害性，从我做起，营造浓厚的食品安全教育氛围。

园长发动全体教师充分利用园内资源，在宣传栏张贴海报：“拒绝垃圾食品，健康从我做起”“珍爱生命，拒绝垃圾食品”“我们不吃垃圾食品”……通过班级教师群、家长群、给家长的一封信等线上线下相结合的多元方式，加强食品安全宣传力度，提高家长和幼儿对垃圾食品的认知度和警惕性，增强辨识度和安全消费能力，并鼓励家长积极行动起来，对学校周边“五毛食品”以及山寨零食、“三无”产品等乱象进行投诉，家园拧成一股绳，勇于亮剑，共同向垃圾食品宣战，还孩子们一个健康、快乐、绿色的童年。

资料来源：济南高新区春晓幼儿园微信公众号.

### （三）饮食习惯教育

婴幼儿的饮食习惯会影响孩子的一生。托幼机构的饮食习惯教育主要包括帮助婴幼儿养成良好的饮食习惯和改变不良的饮食习惯。良好的饮食习惯包括饮食多样化、均衡地吃各类食品、按时用餐、三餐饥饱适度、清淡饮食、选择适合自己体质的食物和文明用餐等；不良的饮食习惯主要包括偏食挑食、边吃边玩、暴饮暴食等。

案 例

#### 舌尖栢悦 美味狂欢

2019 年 3 月 29 日，合肥栢悦幼儿园迎来了新学期的第一次自助餐活动。为了让孩子们更好地了解吃自助餐的意义，帮助孩子们在吃自助餐的活动中自然习得良好的排队习惯和珍惜粮食的意识，该园第一次尝试在班级开展自助餐。

自助餐开始前，小朋友们都认真地听老师介绍了用餐礼仪，知道了餐前要洗手，并且要安静、文明、快乐地进餐，让我们看看各班吃自助餐的情况吧！

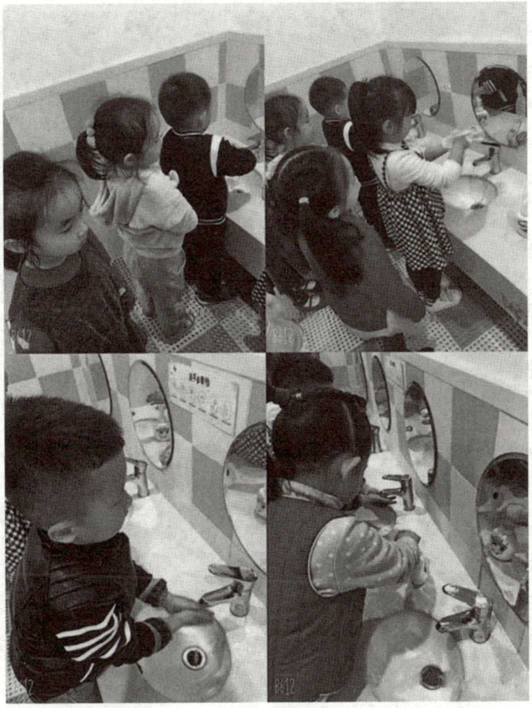

开始自由取餐了，孩子们都能够有秩序、耐心地排队取餐。

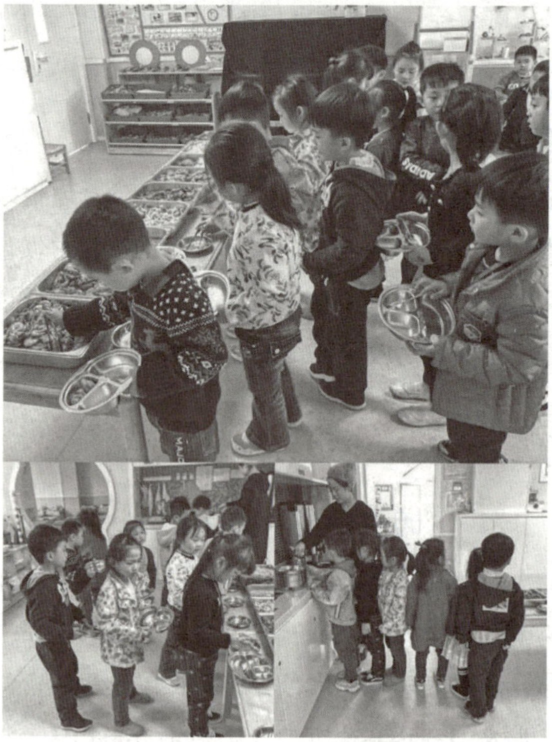

自助餐太好吃了，孩子们吃得津津有味。

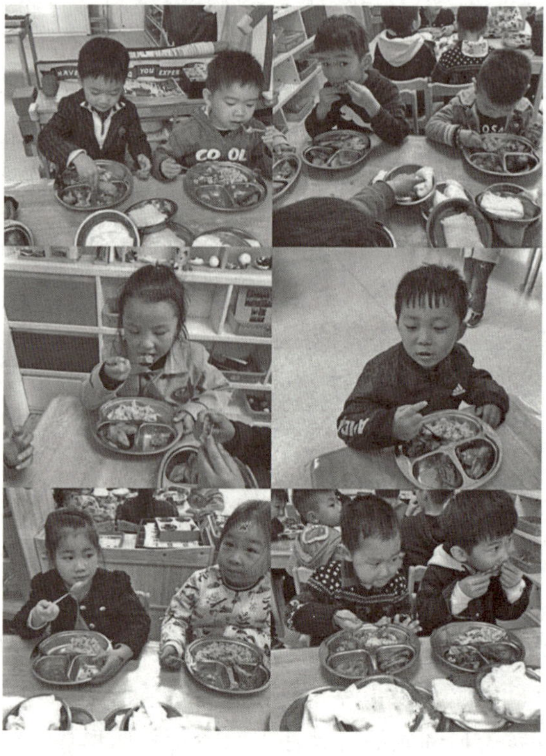

粮食来之不易，我们要争做“光盘之星”。

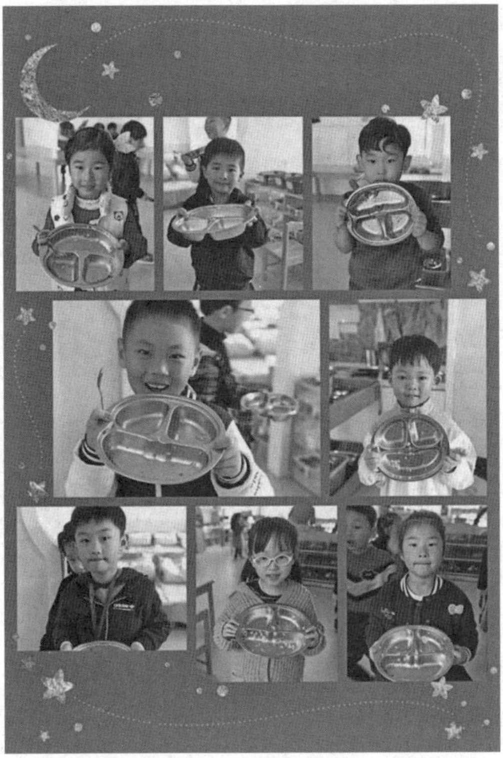

吃饱了，我们需要活动一下哦！作为大班的哥哥姐姐，我们可以自己收拾餐盘，小班的弟弟妹妹你们也要加油哦！

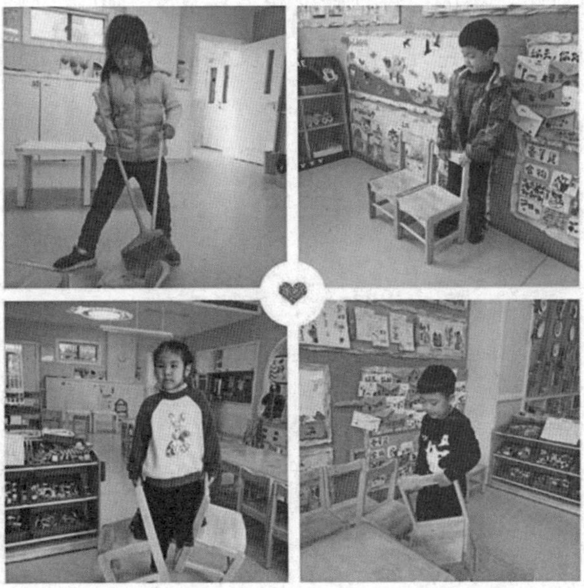

“咕噜……咕噜……噗”，饭后漱口是一个非常好的生活习惯，大家可别忘记了哦！

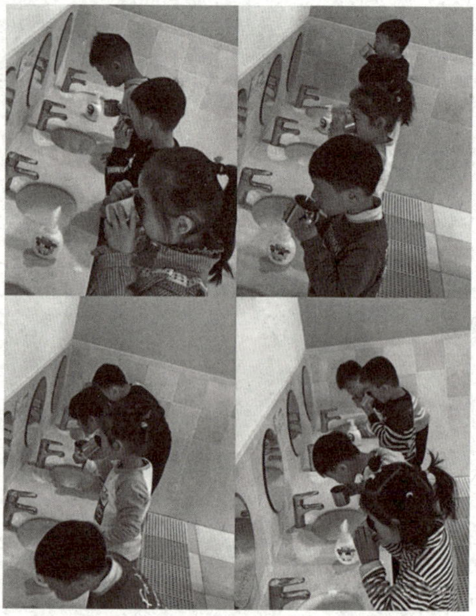

美味的自助餐活动结束啦，让我们一起期待下一次的自助餐美味吧！

资料来源：合肥栢悦幼儿园微信公众号.

### （四）饮食文化教育

饮食文化是在特定的社会民族文化氛围中经过长期积淀形成的。食育作为传承饮食文化的一种载体，可以将优秀的传统饮食文化发扬光大，也可以将现代的饮食文化加以传播。托幼机构可根据地方特色开展相关饮食文化活动，让婴幼儿在活动中加深对当地饮食文化的理解。

案　例

## 喜迎中秋，多彩杏坛

### ——小杏坛幼儿园中秋主题活动侧记

月是故乡明，中秋最相思。

秋风送爽，丹桂飘香。9月21日，在一年一度的中秋佳节到来之际，济南市历城区小杏坛幼儿园举行了“喜迎中秋，与爱同行”庆中秋喜乐会。

秋风吹拂，吹来了收获的信息，吹来了中秋的喜悦。

“八月十五月儿圆呦，爷爷为我打月饼呀，月饼圆圆甜又香呀，一块月饼一片情呀。”伴着欢快的音乐，老师饶有兴趣地给孩子们讲述中秋佳节的由来与习俗，瞬间点燃了孩子们的热情。老师以孩子们的兴趣为切入点，分享《月亮姑娘做衣裳》的故事，并与孩子们互动。下面来看看大家是怎样度过中秋节的。

大班孩子们听得津津有味，迫不及待地要动手做月饼拼盘。做拼盘不仅考验孩子们的动手能力，还要看谁最有创意、最有匠心。孩子们脑洞大开，做出了一个个别具一格又颇具创意的拼盘造型，最终老师评选出了创意奖、造型奖、精美奖 3 类奖项。“小饼如嚼月，中有酥和饴。默品其滋味，相思泪沾巾。”这边大班的孩子们沉浸在品尝月饼的幸福中，那边中班的宝贝们聚精会神地聆听老师讲述中秋节的习俗。听完故事，孩子们意犹未尽，在老师的引导下开始做手工。制作童趣十足的手工挂件，既锻炼了孩子们的动手能力和绘画才能，也激发了他们的想象力和创造力，带回家与爸爸妈妈分享，一定会让他们眼前一亮。

秋天是收获的季节，而中秋节又是喜乐的节日，怎能没有灯笼的装扮呢？孩子们观看完 PPT 灯笼展示后，跃跃欲试，纷纷开始制作自己喜欢的带有动物图案的灯笼，眼角眉梢都流露出几分神气。

讲故事、做游戏、做拼盘、做灯笼、朗诵诗词、分享从家里带来的月饼……孩子们通过参与这些活动，长见识、开眼界，更增加了他们对传统文化的认识，收获满满！

别看小班的萌娃年龄小，但是在互动回答问题、动手制作“太空泥月饼”、参与游戏的过程中，他们都表现得非常踊跃。对他们来说，做“太空泥月饼”既新鲜又好玩，做起来也就格外用心，捏捏、揉揉、团团，还不忘让老师给拍个照，留下多彩的瞬间。

喜迎中秋，与爱同行，孩子们在参与中成长，在成长中锻炼，在锻炼中收获甜美的记忆。

中秋是什么，是团在手中的月饼，是圆圆的月亮，更是与爸爸妈妈、爷爷奶奶在一起的幸福时光。

“但愿人长久，千里共婵娟。”一年一度的中秋佳节，是绵延千年的约定，是团圆的象征，是心灵的港湾，是情感的寄托，是文化的纽带。让我们一起接受中秋之邀，在赓续传统中拥抱未来！

资料来源：济南市历城区小杏坛幼儿园微信公众号.

## 三、托幼机构食育课程的实施路径

托幼机构食育课程的实施路径比较广泛，包括专门教育活动、随机教育活动、托幼机构与家庭和社区合作、环境创设等。

### （一）专门教育活动

托幼机构食育课程的专门教育活动是指托幼机构教师根据食育目标和食育计划，以及本班婴幼儿的身心发展特点，选择合适的食育内容，采取合理的教育方式和方法，对婴幼儿进行食育的活动。

#### 1. 集体教学活动

集体教学活动的特点是食育内容比较系统和集中，教师对婴幼儿的组织和指导作用直接、明显，具有较强的针对性。各类食育内容应通过集体教学活动加以设计。例如，托幼机构教师通过“蛋蛋的世界”等集体教学活动，让婴幼儿了解蛋的各种知识。

#### 2. 游戏活动

爱玩是儿童的天性。婴幼儿的基本活动是游戏，在游戏中学习最符合婴幼儿身心发展的特点。游戏不仅可以单独作为食育课程的实施路径，还可以和其他途径相结合使用。例如，婴幼儿在健康领域的食育游戏活动中可以了解各类健康食物对身体的好处，在语言领域的食育游戏活动中可以用语言表述各类食物的生产过程，在社会领域的食育游戏活动中可以萌发对食物的爱惜之情，在科学领域的食育游戏活动中可以了解各类食物的特性和生长过程，在艺术领域的食育游戏活动中可以激发对食物的兴趣，在与节气、节日等相关的食育游戏活动中可以了解传统饮食文化。

#### 3. 区域活动

托幼机构食育课程的区域活动是指婴幼儿在活动室的食育区域或其他区域进行的与饮食相关的活动。例如，河南省实验幼儿园创设了食育区角“教室小厨”，为孩子们提供了开展食育活动所需要的食材和简易炊具，幼儿可在此区域进行简单的烹饪操作。

### （二）随机教育活动

托幼机构食育课程的随机教育活动是指托幼机构教师在婴幼儿一日生活中随时进行的食育内容，主要包括进餐过程中的随机教育活动和其他活动中的随机教育。进餐过程中的随机教育活动，如托幼机构教师引导婴幼儿进食各类健康食物；其他活动中的随机教育，如当托幼机构教师听到婴幼儿讨论与饮食相关的问题时，及时加以引导和教育等。

### （三）托幼机构与家庭和社区合作

食育是一项庞大的系统工程，仅靠托幼机构是无法完成全部食育目标的，还需要家庭和社区的合作。

### 1. 托幼机构与家庭的合作

托幼机构与家庭的合作主要包括以下内容：

（1）托幼机构通过各种方式帮助家长树立科学的营养观。

（2）托幼机构在开展相关食育活动时取得家长的支持和帮助（见图 6－4）。

（3）托幼机构不定期组织亲子食育活动。

（4）托幼机构与婴幼儿家庭共同改变婴幼儿饮食方面的不良行为。

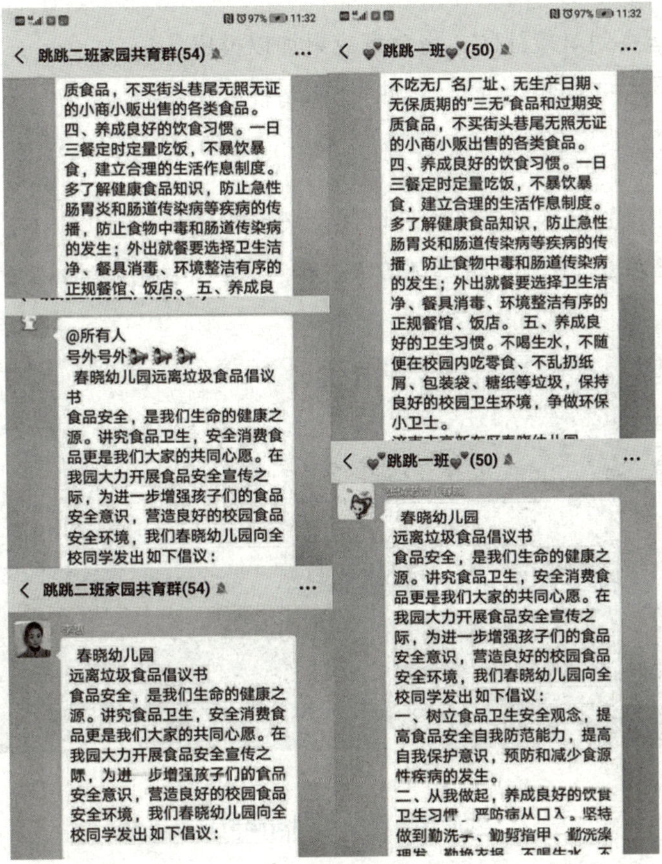


图 6－4　某幼儿园班级家园共育群

### 2. 托幼机构与社区的合作

托幼机构与社区的合作主要包括以下内容：

（1）托幼机构充分利用社区的食育资源，如超市、快餐店等，开展相关食育活动。

（2）托幼机构邀请社区居民进入活动室，与婴幼儿分享食育故事，展示食育手工制作技艺等（见图 6－5）。

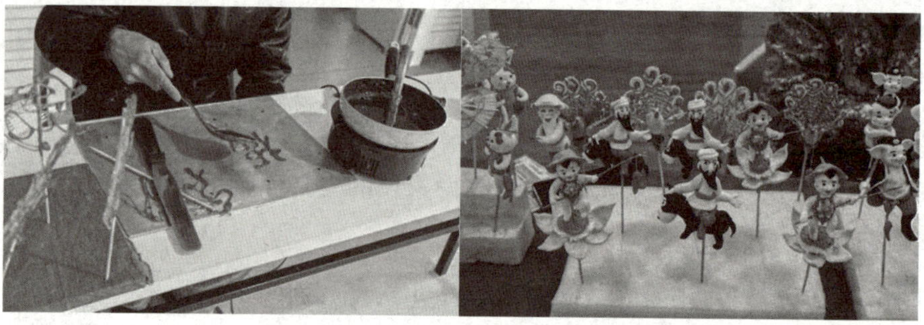

图 6-5　某幼儿园通过民间艺人开展食育活动

（3）托幼机构主动对接社区，将食育成果加以推广。

（4）托幼机构在开展相关食育活动时，邀请社区居民参加。

### （四）环境创设

托幼机构可以通过室内和室外的环境创设来实施食育（见图 6-6）。如在活动室内布置食育主题墙，精心设计婴幼儿进餐环境等；在活动室外种植各种植物、张贴营养海报等。

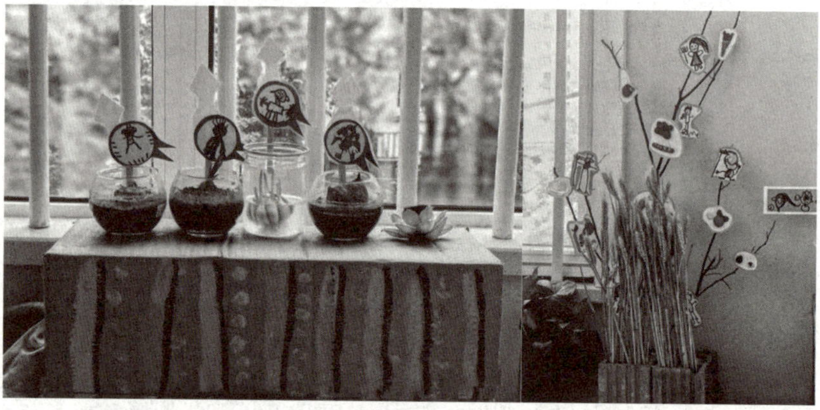

图 6-6　某幼儿园走廊的食育

总之，托幼机构的食育任重道远，各托幼机构可以在充分认识食育内涵的基础上，结合本园特色，构建具有园所特色的食育体系。

## 实践实训

以小组为单位设计一份托幼机构食育活动方案，并进行交流分享。

## 学习效果评价

| 评价内容 | 自我评价（达到打√，未达到画○） | 小组评价（达到打√，未达到画○） | 教师评价（达到打√，未达到画○） |
| --- | --- | --- | --- |
| 能够说出托幼机构食育课程的目标、内容 | | | |
| 能够理解托幼机构食育的实施路径 | | | |
| 能够撰写食育活动方案 | | | |

## 项目小结

“食育”概念的真正形成是在21世纪。食育，简而言之就是饮食教育。托幼机构的食育是指托幼机构在日常活动和家园互动中实施的，旨在使婴幼儿获得有关“食”的知识和选择“食”的能力，以及培育有关“食”的思维方式的饮食教育。这种教育的最终目的是实现婴幼儿健康的饮食生活。

托幼机构实施食育的意义：帮助婴幼儿拥有健康的饮食生活；奠定婴幼儿体育、德育和智育的基础；传承中华饮食文化。

托幼机构食育课程的目标：培养婴幼儿对食物的兴趣；激发婴幼儿热爱食物的情感；促使婴幼儿养成健康的饮食习惯；帮助婴幼儿了解中华饮食文化。

托幼机构食育课程的内容：饮食知识教育、饮食安全教育、饮食习惯教育、饮食文化教育。

托幼机构食育课程的实施路径：专门教育活动，主要包括集体教学活动、游戏活动和区域活动等；随机教育活动，主要包括进餐过程中的随机教育活动和其他活动中的随机教育活动；托幼机构与家庭和社区合作；环境创设。

# 参考文献


[1] 赖建强，荫士安．婴幼儿膳食指导手册（0～3岁）[M]．北京：化学工业出版社，2009.

[2] 王翠玲．营养与膳食［M］．2版．上海：上海科学技术出版社，2010.

[3] 万梦萍．家庭营养师［M］．北京：中国劳动社会保障出版社，2011.

[4] 李琴．吃对了宝宝更聪明：中国父母最该知道的宝贝营养方案［M］．哈尔滨：黑龙江科学技术出版社，2011.

[5] 葛可佑．公共营养师：基础知识［M］．2版．北京：中国劳动社会保障出版社，2012.

[6] 杨月欣．公共营养师：国家职业资格三级［M］．2版．北京：中国劳动社会保障出版社，2012.

[7] 中国优生科学协会．孕产妇婴幼儿饮食营养百科大全［M］．北京：中国妇女出版社，2012.

[8] 刘桂荣．0～3岁宝宝营养大百科［M］．南京：江苏科学技术出版社，2012.

[9]《为了孩子》编辑部．吃饭是个大问题：0～3岁宝宝营养与饮食宝典［M］．上海：上海科学技术出版社，2013.

[10] 吴光驰．0～3岁宝宝科学喂养全知道［M］．北京：中国纺织出版社，2013.

[11] 杜丽娟，叶静．0～3岁宝宝的第一本营养美食书［M］．杭州：浙江科学技术出版社，2017.

[12] 崔振泽．儿童健康知识232问［M］．沈阳：辽宁科学技术出版社，2013.

[13] 中国营养学会．中国居民膳食营养素参考摄入量：2013版［M］．北京：科学出版社，2014.

[14] 王惠珊，曹彬．母乳喂养培训教程［M］．北京：北京大学医学出版社，2014.

[15] 张庭维．食品安全160问：常用食品的选购与食用［M］．北京：金盾出版社，

2014.

[16] 蒋一方．0～3岁婴幼儿营养与喂养 [M]．上海：复旦大学出版社，2011.

[17] 许环环．0～3岁儿童保健与营养 [M]．上海：复旦大学出版社，2014.

[18] 陶红亮．细说婴幼儿营养168个细节 [M]．南京：江苏美术出版社，2014.

[19] 刘桂荣．0～3岁宝宝辅食添加与营养餐速查 [M]．南京：江苏科学技术出版社，2014.

[20] 健康生活编委会．聪明宝宝辅食喂养全书 [M]．长春：吉林科学技术出版社，2014.

[21] 邵玉芬，许鼓，甘智荣．0～3岁婴幼儿营养配餐看这本就够了 [M]．南京：江苏科学技术出版社，2014.

[22] 叶胜雄，田馥绵．0～3岁宝宝主副食全调理：肠胃决定孩子的健康与发育 [M]．武汉：湖北科学技术出版社，2014.

[23] THELMA HARMS, DEBBY CRYER, RICHARD M CLIFFORD. 婴儿学习环境评量表：修订版 [M]．汪光珩，周欣，译．上海：华东师范大学出版社，2014.

[24] 中华医学会儿科学分会．儿童保健与发育行为诊疗规范 [M]．北京：人民卫生出版社，2015.

[25] 周忠蜀．周忠蜀图解专业育儿3：婴儿喂养与辅食添加（0～1岁）[M]．北京：中国人口出版社，2015.

[26] 国家食品安全风险评估中心．1分钟读懂营养标签 [M]．北京：中国人口出版社，2015.

[27] 李海芸，江琳．幼儿营养与幼儿园膳食管理 [M]．北京：北京师范大学出版社，2015.

[28] 顾荣芳．幼儿饮食行为与健康教育 [M]．北京：人民教育出版社，2015.

[29] 中国营养学会．中国居民膳食指南：2016 [M]．北京：人民卫生出版社，2016.

[30] 中国营养学会．食物与健康：科学证据共识 [M]．北京：人民卫生出版社，2016.

[31] 黎海芪．实用儿童保健学 [M]．北京：人民卫生出版社，2016.

[32] 丁春锁，孙莹．婴幼儿营养与配餐 [M]．上海：复旦大学出版社，2016.

[33] 刘长伟．宝宝分龄喂养指导：如何让孩子吃得营养与健康 [M]．上海：世界图书出版公司，2016.

［34］梁雅珠，陈欣欣．幼儿园保育工作手册［M］．北京：人民教育出版社，2016.

［35］劳拉·A. 杰娜，杰尼弗·苏．美国儿科学会实用喂养指南［M］．2 版．徐彬，高玉涛，王晓，等译．北京：北京科学技术出版社，2017.

［36］张秋萍．儿童食育绘本之儿歌绘本［M］．郑州：河南人民出版社，2017.

［37］张秋萍．儿童食育绘本之说明书绘本［M］．郑州：河南人民出版社，2017.

［38］张秋萍．儿童食育绘本之植物绘本［M］．郑州：河南人民出版社，2017.

［39］杨月欣．中国食物成分表（标准版）：第一册［M］．6 版．北京：北京大学医学出版社，2018.

［40］中国疾病预防控制中心营养与健康所，中国营养学会．中国儿童青少年零食指南（2018）：2～5 岁版［M］．北京：人民卫生出版社，2018.

［41］帕特里克·霍尔福德．营养圣经［M］．修订版．范志红，译．北京：北京联合出版公司，2018.

［42］刘秋红．幼儿园食育主题活动案例精选［M］．北京：中国农业出版社，2018.

［43］斯蒂文·谢尔弗．美国儿科学会育儿百科［M］．2 版．陈铭宇，周莉，池丽叶，等译．北京：北京科学技术出版社，2018.

［44］王兰枝，赵婷婷．幼儿园组织与管理［M］．北京：首都师范大学出版社，2018.

［45］纪艳红，刘超．幼儿安全管理与教育［M］．北京：清华大学出版社，2018.

［46］杨月欣，葛可佑．中国营养科学全书［M］．2 版．北京：人民卫生出版社，2019.

［47］周念丽．“活教育”中的食育［M］．上海：复旦大学出版社，2019.

［48］茹荣芳．学前儿童营养与保健［M］．北京：清华大学出版社，2019.

［49］汪涓，邱华翔．幼儿健康教育与活动指导［M］．北京：首都师范大学出版社，2019.

［50］邱仁根，陈策，张园园．幼儿园组织与管理［M］．天津：南开大学出版社，2019.

［51］袁丽娟，魏梅．不同膳食调查方法在托幼机构膳食管理中的应用［J］．上海预防医学杂志，2001（9）：417-419.

［52］黎海芪．婴幼儿营养与生长发育［J］．实用儿科临床杂志，2007（11）：801-803.

［53］黎海芪．儿童营养状况评估研究进展［J］．中国当代儿科杂志，2014（1）：5-10.

[54] 廖彬池，吕鹏，杨嘉莹．“舌尖上的教育”是如何成为国策的：对日本政府在“食育”形成中角色的综论 [J]．日本问题研究，2016（6）：63-72.

[55] 纪巍，毛文娟，代文彬，等．关于我国推进“食育”的思考 [J]．教育探索，2016（2）：38-41.

[56] 方明荣，陈兰兰．彰显食育课程特色的幼儿园环境创设 [J]．早期教育（教师版），2017（7）：12-19.

[57] 徐惠芳，倪娟娟，厉瑶，等．实施优质母乳喂养健康教育方案对产妇产后乳房综合征及 HAMA、HAMD 评分的影响 [J]．温州医科大学学报，2018（11）：850-853.

[58] 栾超，于冬梅，赵丽云．婴幼儿辅食添加、辅食质量评价及影响因素 [J]．卫生研究，2018（6）：1 022-1 027.

[59] 袁洁，王德芝，王丽丽，韩艳艳．不同奶量乳母营养状况的分析及对新生儿发育情况的影响 [J]．中国食物与营养，2019（7）：86-89.

[60] 刘德泽．3～4 岁幼儿进餐教育现状研究：以南京市某幼儿园为例 [D]．南京：南京师范大学，2018.